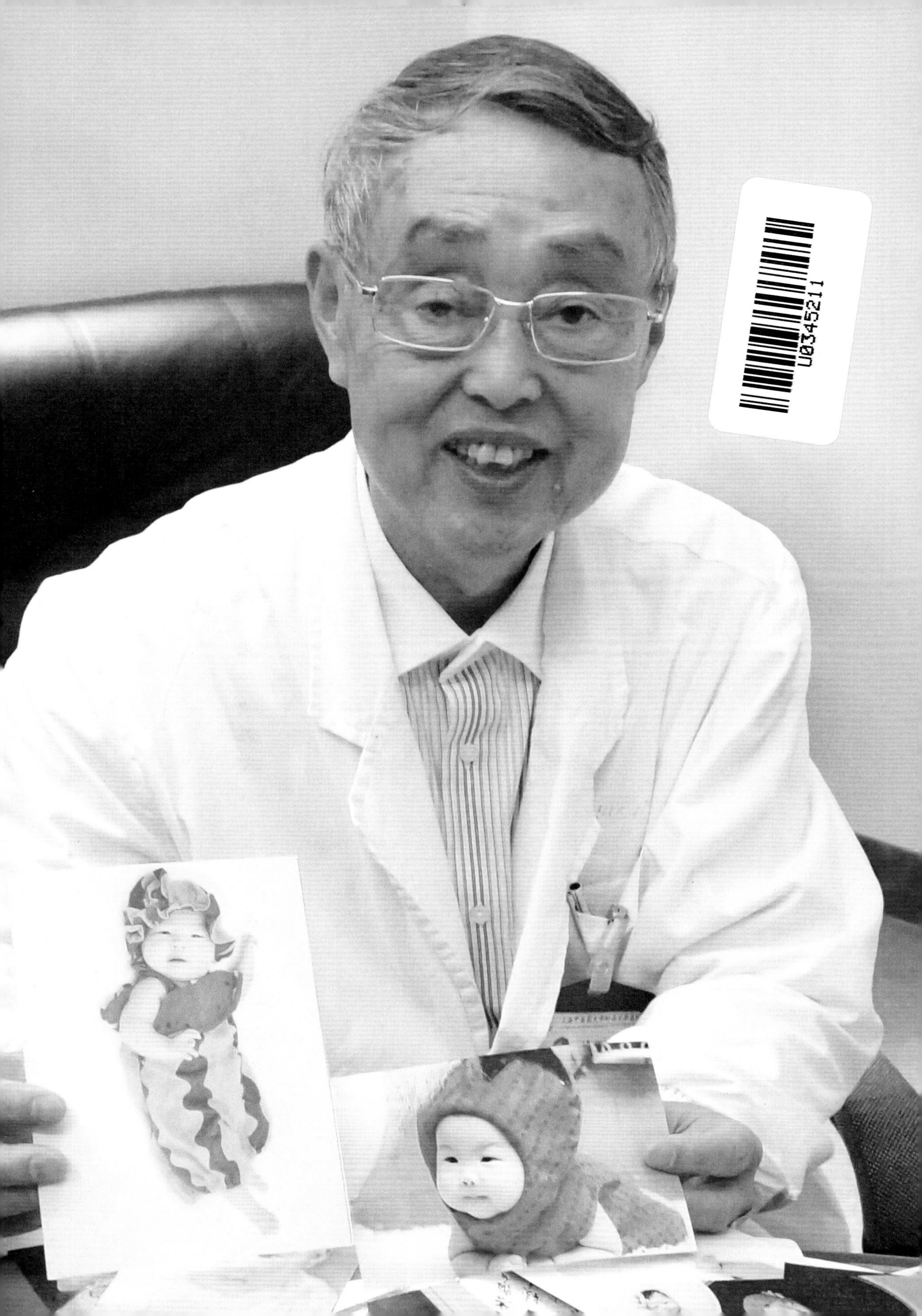

阅读指引

这是本小说吗？应该不是。

这是本临床科普书吗？好像也不是。

作为编辑，我有很多次机会坐在李祥云教授的诊室里，看他轻声慢语地为病人诊治，和他的病人一起期盼、一起惊叹、一起欢笑。李祥云，上海市名中医，以善治妇科疑难杂症和不孕症著称，这些病人能得到他诊治，是多幸运啊！

很多次，看着那满桌的宝宝照片，再看照片背后的注释，我就想，要是能把这些比小说还曲折的病例写成医案故事，肯定精彩，肯定能帮到更多的育龄夫妇。但是写专业的医案容易，写成给大众看的故事，可要难煞专家的。此念深藏十数年，直到2017年，才有机会付诸行动。

那年，李教授告诉我，他的一个学生——上海市闵行区古美社区卫生服务中心中医科的主治医师马毓俊，跟随他抄方多年，领会学术内涵，也了解门诊上所有的复杂病例。马医生业余从事文艺创作，曾为上海东方电视台情景喜剧特约编剧，也许能将深奥难懂的专业医案“翻译”成大众喜闻乐见的故事。

于是，师生二人开始了合作。几易其稿，定下框架后，李教授先写出理论知识章节，并选出一个个相关的病案，回忆口述治疗经过，指导马医生构思起笔。真是脱胎换骨，一个个尘封在资料里的名字变成了带着浓郁生活气息的人物，向读者走来。李教授再对案例一个个进行审定，对细节进行确认，保证在艺术创作的同时不脱离实际。

今天读者看到的这本书，是难能可贵的，书中每个故事的主人公都有原型。虽然是化名，但是他们走过的路、说过的话、做过的事，都是真实的生活。

每每翻看保留着的李教授的原作手稿和每一次修改、

批注，手书的、邮件的、微信的，我就感动于这位耄耋之年的老专家为大众健康所做的努力。

不孕不育专科医院那么多，号称“送子观音”的“专家”也很多，里面有多少虚假、夸大成分？相关报道已不少见。所以李教授反对我最初起的书名有“送子公公”的字眼，尽管病人和家属都这样称呼他。不浮夸，不渲染，这是一个治学严谨的医学名家的本色，也是医学科普的本质。

感谢李教授，感谢马医生，感谢他们把独到的临床经验以这样的方式呈现给大众，也感谢李俊箐主任医师协助审读和提供临床资料，让每一位关心身体和两性健康的读者读起来有趣、有用。

责任编辑
2020 年 4 月

每一张照片都是一个故事
这些故事都在这本书里

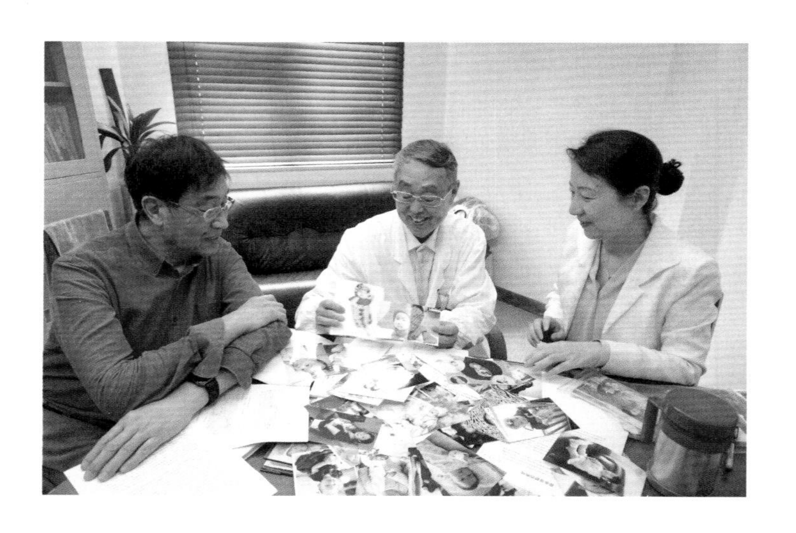

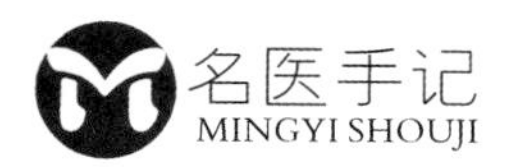

ZHONGYI FUKE MINGJIASHUO

中医妇科名家说:

孕育的奇迹

李祥云 马毓俊 著

上海科学技术出版社

图书在版编目(CIP)数据

中医妇科名家说：孕育的奇迹 / 李祥云，马毓俊著. —上海：上海科学技术出版社，2020. 5
ISBN 978-7-5478-4813-5

Ⅰ. ①中… Ⅱ. ①李…②马… Ⅲ. ①中医妇科学—中医临床—经验—中国—现代 Ⅳ. ①R271.1

中国版本图书馆 CIP 数据核字(2020)第 036551 号

中医妇科名家说：孕育的奇迹
李祥云　马毓俊　著

上海世纪出版(集团)有限公司
上 海 科 学 技 术 出 版 社 出版、发行
(上海钦州南路 71 号　邮政编码 200235　www.sstp.cn)
浙江新华印刷技术有限公司印刷
开本 787×1092　1/16　印张 10
字数：200 千字
2020 年 5 月第 1 版　2020 年 5 月第 1 次印刷
ISBN 978-7-5478-4813-5/R·2034
定价：48.00 元

前言

参加亲朋好友的婚礼，大家经常说的一句吉祥话就是："百年好合，早生贵子。"人们的习惯意识认为，婚后生儿育女是极为正常的一件事，哪里想到有的人在生育路上会有那么多麻烦。

婚后如果未避孕，新婚夫妇有正常的性生活三个月还未怀孕，夫妻双方及其家长就有些心急了。如果超过半年，女方肚子还是"空"的，这时就更加心急了，甚至"闺蜜"、好友就会主动来关心。如果婚后一年仍未怀孕，双方家长及亲朋好友恐怕就会不断提醒"××医院治疗不孕症特好""××医生是不孕症的专家"，催促夫妻赶紧去医院好好检查检查……

我1961年就接触中医妇科，这样算来从事中医妇科快六十年了，接待病人数以万计，见到了各类病人的艰辛求子之路，深切体会到他们为此奔波的酸甜苦辣五味之全。有人找了国内诸多著名的不孕(育)专家，吃了无数"验方""祖传秘方"，甚至烧香拜佛、打针催卵；有人去国外采卵，尝试试管婴儿，甚至不惜违法找人代孕；有人花了几百万元，结果胃吃坏了，月经闭经了，根本取不出卵子了……更多的病人有病乱投医，这次找这位医生，下次又去其他医院找另一位医生。医生之间对病情看法不一，用药不同，这样不仅疗效不好，有时还会引发不良反应。

当前，国家对中医药事业大力扶植，中医药正在被世界各国人民所认识。我运用中医药治愈了很多子宫内膜异位症、输卵管不通、排卵障碍、多囊卵巢综合征、月经不调等不孕症病人，甚至子宫畸形、过敏性紫癜、染色体异常、复发性流产、试管婴儿失败的病人，也在治疗后怀孕了，看到了他们的家庭因此获得了幸福。

我的病人来自全国各地，甚至很多是国外的。对于不孕症的治疗，我尊古而不拘泥于古，衷中参西，借鉴于西医

衷心祝愿育龄男女在求子路上少走弯道，
一路顺利，收获圆满！

的知识、检测手段，洋为中用，认真辨证析源，扩拓思路，从而取得一定的疗效。

我将我的有效病例进行总结，发表约150篇论文，出版了《不孕不育的中西医治疗》《李祥云治疗不孕不育经验集》《妇科疑难病治验录》等18本书，希望这些专著对从事妇科的同行有所帮助。而我从大量的临床实践中了解到，广大病家普遍缺乏医学知识，或一知半解，或道听途说，在求医路上走了不少弯路。

为此，我认为应加强医患之间的沟通，为病人讲解有关的科普知识、医学道理。门诊时，我与病人和家属保持一定的交流，但碍于时间关系，通常交流时间不能太长，以免影响其他病人就诊。所以，我想到写这本通俗易懂、适合育龄男女，尤其是求子心切的不孕症夫妇阅读、理解的科普书。本书基本以大家熟悉的女性生理解剖为纲，逐一介绍与孕育有关的基础体温、输卵管、卵巢、子宫等知识，包括其功能、常见病种和中西医结合的治疗方法。当然，重点是中医知识，尤其是个人的经验方、治疗经验之谈。

这些知识，我以一个个病例故事的形式展开。各位读者可以看看故事里主人翁的求医路，从而树立信心，激励自己不要半途而废。同时，可针对某些疾病做早期预防，做好“治未病”。

尽管现在传宗接代、养儿防老的思想已不再像旧社会时那么强烈，但膝下无子，对很多人来说，总感到遗憾。相信本书可帮助很多人弥补这一遗憾。

李祥云

2020年1月

目录

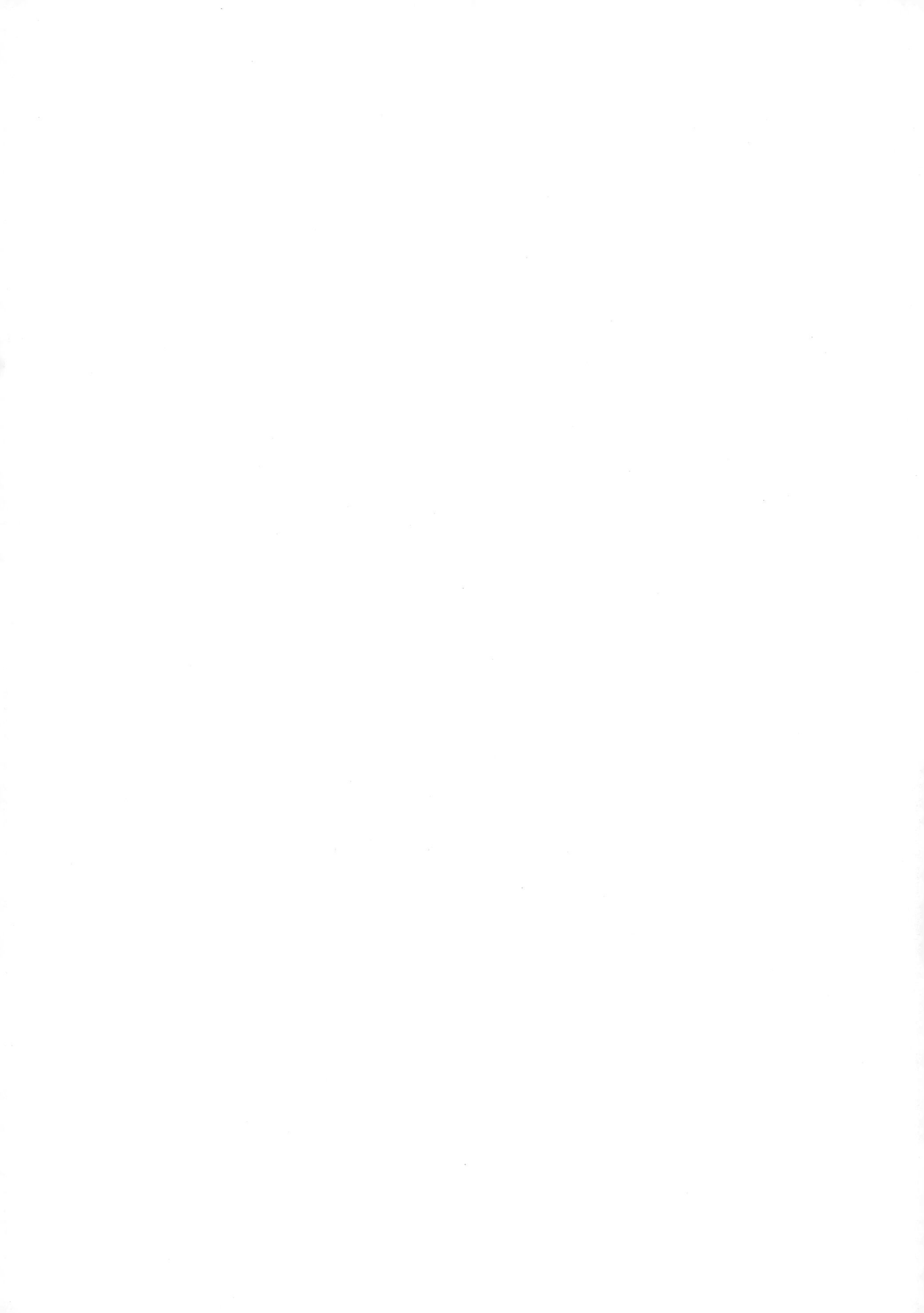

第一章 那条奇妙「曲线」

身体存在“曲线”吗？对于一个正常成年女性来说，生理上的确存在着一条神秘而奇妙的“曲线”。它看不见，摸不着，只有在测量基础体温时才能被发现，所呈现的是一条前面低后面高的双相曲线。这条线就叫做基础体温曲线。

为什么女性会有这条“曲线”？男性则没有呢？这条线为何奇妙？来看看这些“曲线”的故事吧。

如果你对故事中的基础知识有疑惑，可以查阅本章后半部分的“进阶阅读”。

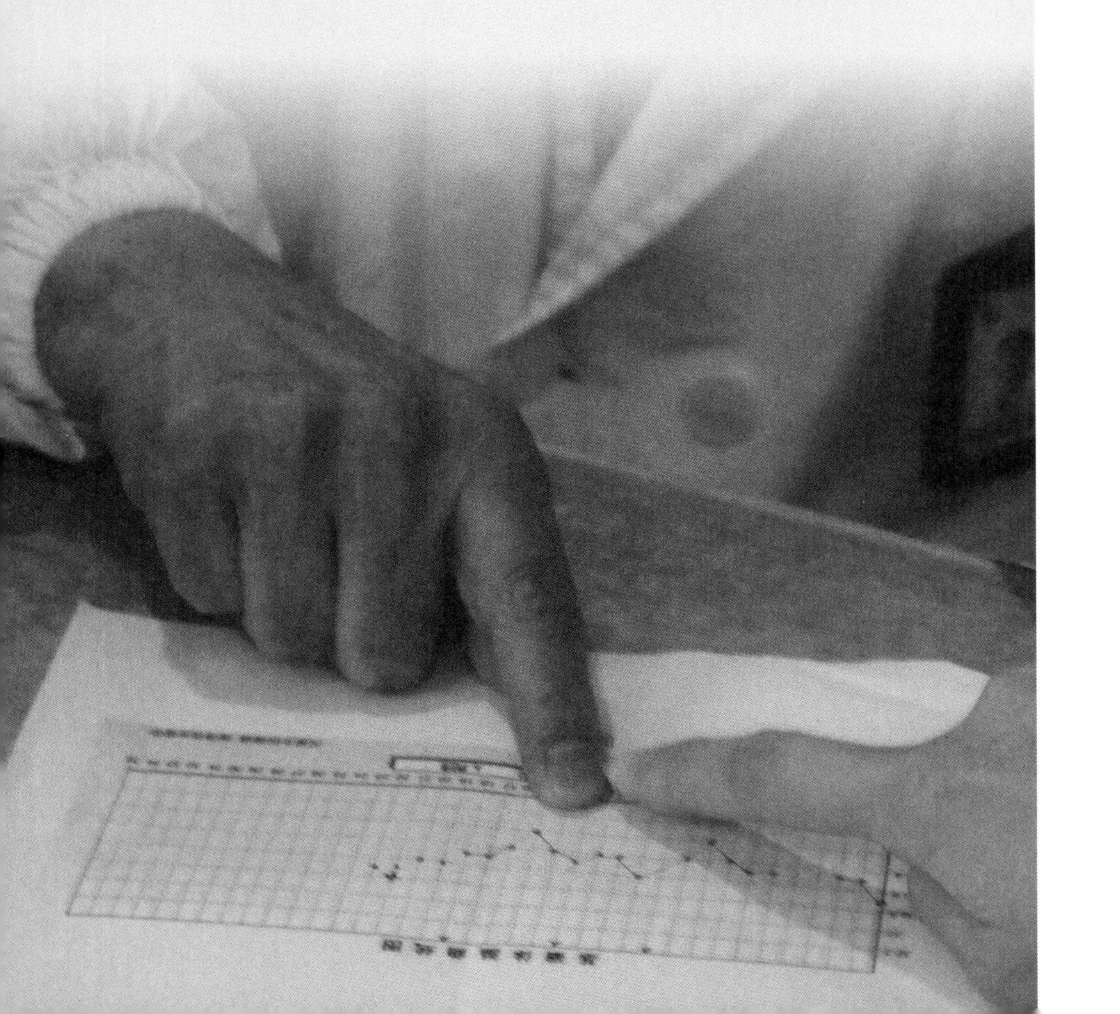

一、捉蟋蟀的老公

秋晚月色很好，清清朗朗的一轮明月悬在花园绿地的斜上空，几缕棉絮似的淡淡白云飘浮在铁青色的空中，染入月中的几缕透着轻盈朦胧的幻影。

林文（全书人物均为化名，后不赘述）每年夏末初秋季节的夜晚都要来到这里，不为观赏月色，不是与人约会，说来也许有人不信，他是特地从市区赶来捉蟋蟀的。

中国蟋蟀文化历史悠久，源远流长，具有浓厚的东方色彩与民族特色。用蟋蟀相斗取胜的观赏性娱乐，是上自宫廷、下达民间的搏戏活动。上海七宝地区出产的蟋蟀最为著名，头大、腿长、皮色好，而且顽强好斗、耐力凶悍，历史上是进献皇家贡品的名产地。喜欢蟋蟀的发烧友，除了少数从花鸟市场购买外，大多都是自行捕捉。

林文熟门熟路，月夜来到这片人迹罕至、多草而湿润的河滩，换上高筒胶鞋，带着手电筒、网兜、小竹笼，仔细搜看墙脚瓦砾石缝的间隙，分辨着草丛中的各种蛾吟虫鸣，朝着断断续续的蟋蟀叫声蹑步前行。

突然几声清脆圆润的翅鸣声响起，根据他的经验判断，这是一只上乘一品的良种蟋蟀，而且就在自己身边不远处。他不亮手电，凭着月色用眼睛四下搜寻，果然一只佳虫栖身在一片草叶下，他抑制住自己兴奋的心情，一点点挪步靠近，取出网兜，正待捕捉……一阵急促的手机铃声偏偏在这关键时刻不合时宜地响起。

“你在哪里?!”电话是妻子珍珍打来的，隔着电话也能感觉到那一端她的一腔怒火。

“我在七宝捉蟋蟀。”林文赔着小心，低声解释。

“闵行地区早就造起楼房变成居民区了，你怎么不说到淮海中路巴黎春天捉蟋蟀?”

“我在七宝公园……今天不是周末吗?”

“周末你就不用回家了？周末你就不要老婆了？你不要这个家，就要虫子，以后你就不要回家，跟蟋蟀睡觉过日子去!”话音震得林文耳朵嗡嗡直响，不容他继续分辨，电话已经被挂断。再看面前的草丛，那只品级良虫早不知去向，倒是一只蝈蝈举着两柄长戟似的口须，蠢蠢地朝着他看。

穿着长筒靴站在一堆乱草瓦砾中的他，犹豫着是继续搜找品级蟋蟀，还是回家哄老婆。另一头，扔下电话的珍珍，躺在床上对着满窗明月越想越光火，一赌气，她披衣起床回了娘家。

珍珍和林文 2013 年结婚，算来已有四五年时间。曾经天生丽质、风姿绰约的她现今 31 岁，紧张的工作、烦琐的家务虽然还没有让她徐娘半老，却也是褪去红颜，一心融入平淡的家居生活。日子一天天过去，作为女人、作为妻子，她就想有一个孩子，可不知为什么，体质健硕、年龄般配的小夫妻正常同居，却一直没有怀上孩子。

婚后不孕，不光是自己心里着急，家里长辈、周围邻居、同事“闺蜜”也都将此当作一回事，见面就问，连去附近的超市购物，结账时素不相识的收银员似乎也会说道几句。虽然他们是好心，可是听多了让人心烦。偏偏林文不当回事，每次珍珍跟他理论起孩子的事，他就振振有词：“不是看过医生了？生不出孩子，是你内分泌失调、黄体不好，又不是我的责任。”

珍珍自初潮后即月经不调，经期不准，3～4个月一次，量少色淡。2010年因甲状腺结节服优甲乐（左甲状腺素钠片），服药期间月经正常，之后出现经期延后。为了治疗不孕症，夫妻俩没有少跑医院，因为内分泌失调、黄体功能不好，珍珍用过西药，也用过中药，还听人介绍去妇科医院做试管婴儿，结果两次取卵都没有成功。

眼看着光阴一天天无情地流逝，饱经折腾仍不甘心失败的珍珍，经人介绍终于在2017年来到龙华医院向李祥云教授求诊。在诊室里，她向这位人称“送子公公”的妇科名家诉说着自己的遭遇和烦恼。

病案摘要

初诊：2017年3月12日。

病人2016年2月24日曾停经3个月，2016年4月做人工周期治疗半年，半年中仅有一次排卵。测血生殖内分泌和甲状腺素基本正常。2016年8月24日专科医院B超检查示子宫偏小。平时经常眩晕、头胀、心悸怔忡、腰膝酸软，带下清稀，苔薄，脉细。

检查后，我耐心安慰珍珍：“婚后不孕，包括试管婴儿失败来龙华医院求助中医的不孕症病人不在少数，中药治疗能改善女性的生殖环境，促进排卵，提高试管婴儿的成功率。根据你的情况，我认为主要是肝肾不足、脾失健运、气血两虚、冲任失调、血海不盈，即现代医学所指的黄体功能不全。”

“什么是黄体功能不全，医生您能不能说得具体一点？”

“黄体功能不全（LPD）指黄体发育不全、过早退化、萎缩不全、孕激素分泌不足和子宫内膜分泌期生长不良引起的月经失调和生育功能缺陷综合征。黄体功能不全的病因尚未完全明确，可能与垂体分泌的黄体生成素（LH）、促卵泡成熟素（FSH）不足，垂体分泌的催乳素（PRL）过多、过少，卵泡发育不良和黄体形成缺陷有关，对促性腺激素不敏感，或黄体本身合成孕激素不足，或与雌激素之间的比例不协调。其他内分泌激素的异常，如甲状腺素、雄激素等，以及不合理地运用克罗米芬和孕酮类药治疗以后，也可以出现黄体功能不全。”

“您刚才说我子宫发育偏小，这也是黄体不全引起的？”

“黄体功能不全或者黄体萎缩过早，会导致子宫内膜发育不良，这样就会减少受精卵着床的机会，导致不孕。同时造成月经不调，影响正常排卵，这应该就是你两次取卵不成的原因。”

我给珍珍开了益肾健脾、调理月经的中药，同时让她用手机拍下诊察桌上测量基础体温的方法说明，嘱其认真测量基础体温。我指着基础体温曲线图说：“经过充足的睡眠（6小时以上），清晨醒来尚未起床、未说话、未做任何活动，在身心安定的状态下所测得的体温称基础体温，又称为静息体温（参见P16，图2）。以后按照基础体温提示的排卵时间夫妻两人同房，就能增加受精生育的机会。”

此后，林文虽然每次陪同珍珍到龙华医院就诊看病，但还是经常披星戴月地出去捉蟋蟀。小两口为此口角不断。

当年4月二诊，珍珍自我感觉尚好，但B超监测仍未看到优势卵泡。我在初诊基础上又加用温经暖宫、活血调冲之品，使卵泡发育成熟，黄体生成良好。如此经过两个月治疗，她月经正常，基础体温出现双相曲线，排卵期腰膝微酸，无腹痛，带多透明。我认为她已具备取卵的基础，建议她去采卵配对。

陪随在旁的林文问："我们可不可以自己试试自然怀孕？"

"可以呀，"我指着珍珍的基础体温说，"你看，这是正常的双相体温，由低转高时，夫妻俩可以同房。"

此时我已经知道林文夜间外出捉蟋蟀的嗜好，知道夫妻俩为此没少闹矛盾，因此特地关照他："虽然斗蟋蟀是你的多年业余爱好，但是女性一个月仅排卵一次，你能不能在妻子排卵期夜间不要出去，捉蟋蟀也不在乎这几天吧。好不容易妻子吃中药调理到月经正常，希望你们抓紧时机，早点生个宝宝。"

天地静谧，月色清朗，又一个夫妇恩爱之夜。

夫妻俩躺在床上，林文问妻子："基础体温曲线真的那么神奇吗？"

珍珍说："这是科学，李教授是全国名老中医工作室指导老师，你连名医的话也不信吗？"

"我是说，咱们要是一开始就找龙华医院李教授用中药调理，按医嘱试孕，就不用走这么多弯路，说不定早抱上宝宝了。"

"你早点听教授的话，少去捉你的蟋蟀，就没有这么多弯路可走！这弯路都是你去七宝走出来的。"

时间过得很快，一年后的中秋，夫妻俩抱着满月的宝宝到龙华医院对"送子公公"李教授表示感谢。

"是男孩还是女孩呀？"周围迫切求嗣的就诊病人羡慕地问。

"男孩子。"怀拥着刚刚满月的宝宝，夫妻俩抑制不住心头的喜悦。

被惊醒的宝宝睁开眼，见周围都是陌生面孔，禁不住放声啼哭，初生儿天真无邪的啼哭在医生和病人们听来都如明月下欢畅的清泉。

经验之谈

育龄妇女正常妊娠的生理基础为身体状况良好，基本健康，无营养不良。阴道正常，阴道pH(阴道酸碱度)4～5，有正常的宫颈黏液(出现羊齿植物状结晶)，有正常月经(期：即月经周期与行经天数，正常者3～7天/3～5周；量：月经量50～80毫升；色：月经第1天为黯红或红，以后转为淡红；质：液状、不稀不稠、无血块、无臭味，仅为血腥味)，期中出现排卵。子宫与输卵管正常(子宫的内膜正常，子宫内膜与受精卵同步发育，输卵管应通畅)。子宫有正常孕育胎儿的环境与能力(无子宫肌瘤、无内膜息肉与炎症)。血生殖内分泌正常。

本案病人月经不准，量少色淡，3～4月一次，基础体温单相。妇科检查：宫体后位略小。血生殖内分泌失调，黄体不足。试管婴儿技术二次取卵不成，中医辨证属肝肾不足、脾失健运、气血两虚、冲任失调、血海不盈之证，故治疗拟健脾益肾、柔肝养血。

本案的总体治疗方法是经验方"助黄汤""调经方"加减，根据月经周期的不同阶段而用之，治疗后排卵正常，月经如期，基础体温双相，医嘱指导夫妇在基础体温由低转高的排卵时同房，多年不孕，终得一朝获妊。

二、没查出不正常，可就是不怀孕

阳光从蔚蓝的窗帘后倾泻而出，她轻轻地走到窗前，从窗帘缝隙看了会儿外面车流人行、色彩缤纷的街道，顺手把窗帘拉严。她近来不喜欢晴朗的早晨，看到年轻妈妈抱着宝宝拉开车门驾车出行，看到一群群天真烂漫的小学生背着书包结伴去上学，她就感到形孤影单，心情落寞。

兰芩已经到了为人母的年龄，可结婚多年还是没有宝宝承欢膝下。

上班高峰时间，地铁车厢十分拥挤，一个坐着的中年男人下车，她刚要坐下，看到一个抱小孩的年轻妈妈，便招呼她过来坐。

“谢谢！”年轻妈妈坐下后，又逗弄孩子，“谢谢阿姨。”

“谢谢阿姨。”小孩很听话，一笑两个酒窝窝，十分可爱。

兰芩冲小孩笑笑，小孩从衣兜里掏出一块彩纸包装的巧克力，剥开纸刚要往嘴里送，看见兰芩痴痴地瞅着他，小手乖巧地举起巧克力递给了兰芩。

“不要，阿姨不吃。”兰芩连连摇手，匆忙地挤下车，出站走了大半条马路，进入自己所在工作的社区卫生服务中心打卡上班。

自助式健康检测室，为附近的居民免费检测血糖、血压、身高体重、身体质量指数（BMI）、骨密度、肺功能、心血管功能。几乎每天一大早就有上了年纪的老人在这里等候，买好小菜的、吃过早点的，送孙子上学后回家的、晨练后穿着灯笼裤的……

老人们聚在一起，话题最离不开的就是孙子孙女，有的读书优秀，有的聪明伶俐，有的活泼机灵。他们诉说摆显自己家的宝宝，也关心别家的孩子，遇到和颜悦色微笑服务的年轻护士，也会絮叨着问长问短。到年龄没结婚的，他们会起劲地问有没有朋友，帮着牵线搭桥介绍对象。已婚没有怀孕的，他们就热心地出主意，有说赶快找某医院某医生检查看病的，有说某保健品专治婚后不孕不育的，有说求神拜佛不可不信的，一天工作下来，各种建议和信息可以收到几十条，让人听也不是，不听也不是。

兰芩听着别人家孩子的闲事，心烦意乱。结婚已经4年，婚后第二年自然流产一次，虽然没有做清宫手术，但是感觉身体还是大不如前。经常腰酸头晕，手足冰凉，白带量多，疲劳乏力。最让人心烦的是之后再也没有怀孕，工作所在的社区医院没能检查出不正常的体征，去二三级医院，医生也是头痛医头、脚痛医脚，吃了药精神时好时坏，肚子还是一点都没有动静。

这天，听说医院有一位在龙华医院进修过的硕士生报到，兰芩心里一动。当天自检室工作结束，她就上二楼中医科找新来的医生，想打听一下龙华医院对婚后不孕有什么好的治疗方法。

“我是李祥云老师的学生，李老师是全国名老中医工作室指导老师，专治婚后不孕症的，我可以带你去请李老师诊治。”新医生粗略问了一下兰芩的情况，热心地说。

病案摘要

初诊：2018年10月16日。

病人30岁。结婚4年，自然流产1次，目前月经不规则，曾在综合性医院测血生殖内分泌LH(促黄体生成激素)5.78 IU/L，FSH(促卵泡成熟激素)3.47 IU/L，E_2(雌二醇) 213 pmol/L，P(孕酮) 0.25 nmol/L，T(睾酮)0.59 nmol/L，PRL(催乳素，又称泌乳素)8.7 mIU/L；子宫输卵管通液术示双侧输卵管通畅；B超示子宫42 mm×26 mm×33 mm，内膜4 mm，左卵巢32 mm×19 mm，内见11 mm×9 mm小卵泡，右卵巢18 mm×15 mm；测基础体温黄体期短，上升迟缓。

“从目前情况看，基础体温显示黄体功能不良，”在龙华医院特需门诊，我对兰芩说，“中药调理可以改善内分泌，促进黄体功能，请你继续测量基础体温，平时注意保暖，特别是月经期不能进食生冷食物。以后，我会按照基础体温的提示，指导你们在排卵期夫妻同房，这样你们就可以早日抱上自己的宝宝了。”

兰芩穿着睡裙，拿着遥控器换了一个又一个频道。老公还没有回来。

关掉电视，她关灯翻身睡去。不知过了多久，门外传来老公开门的钥匙声音。

门锁“嗒”地一响，房门被轻轻推开，他闪了进来，返身掩上门，环顾了一下四周，蹑手蹑脚地走到床边。

“去龙华医院看过特需门诊了？专家怎么说呀?”他见兰芩睫毛在闪动，知道她没有睡，小声地问。

半是生气半是困倦，兰芩不想回答，把被子蒙上头，睡觉。

“商场十点钟结束，下班时地铁拥挤，我没换工作服急着赶回来的……”

在龙华医院治疗三个月后，我为兰芩解释基础体温曲线的变化：原来的基础体温从低温相到高温相不是在1～2天内上升到高水平，而是缓慢地呈阶梯形上升，说明黄体产生迟缓，分泌孕激素不足，成熟的卵泡在排卵后转变为黄体受阻(参见P17，图5)。据日本学者的报道，如果上升时间大于3天，受孕机会几乎等于零。从治疗后体温看，排卵这一天体温较低，然后体温即迅速上升，在1～2天内达到高峰，并维持10天以上(参见P16，图2)，此为正常双相基础体温曲线。

“你的体温曲线说明，应该能够怀孕的。上次我说过，你们可以在由低相平均值转到高相这天同房，后来这样做了吗?”我问。

“可是怎么又知道第二天体温能升高呢?如果错过这个时间怎么办?”她说。

“你在我这里吃了三个月的药，可以根据你连续所测体温曲线推算出哪一天体温会升高，那就是这一天排卵，”我对照前一个月的体温，在当月体温下用笔点了一个点，“估计就在今明两天。基础体温很好，争取不要错过这一良机。”

一辆车子接着一辆车子缓缓驶过，马路犹如一条快速流动的河，两侧的霓虹灯使鲜艳的广告牌、琳琅满目的商品、花团锦簇的红男绿女笼罩在红红绿绿、忽明忽暗的氛围之中。街头石凳上坐着走累的行人，嫩声嫩气的孩子绕着圈奔跑着在年轻的父母身边撒欢。

兰芩匆匆走出拥挤的地铁站，夹在一群脖子上挂着相机或者手里拿着手机自拍的外地旅游人群中进入一幢百货商厦。在四楼运动服专柜，一位男子绽着满脸笑容不厌其烦地给一对大学生模样的情侣介绍品牌冲锋衣的款式和性能。看到兰芩，男子不免惊讶：“你怎么来了？你来做什么？”

兰芩不吱声，等着柜面的顾客完事离去。问男子：“你有积休吗？”

“没有，不过我有公休，想去旅游吗？我陪你。不过现在工作时间，你来找我影响不好，我们回家商量。”

“你找个人替班，马上跟我回家。”兰芩低声说。

“天色都这么晚了，现在回家做什么？有话等我下班再说。”男子有点着急。

柜面上男子的老同事都认识兰芩，她是男子的太太。柜组长对兰芩夫妻说：“我日班下班了，我来替他的班吧，你们两位有事就先回去吧。”

兰芩再次到龙华医院复诊时，是当年12月1日。

“谢谢您，李教授，幸亏您及时提醒，那天我让老公调休回家，当晚和第二天我们都在一起了。”

我翻阅她的基础体温记录单，见末次月经是10月24日，已经过期，基础体温高相18天（参见P15，图1）。我笑着说：“祝贺你，可能已经怀孕了。”

当天测血HCG（人绒毛膜促性腺激素）为34.8 IU/L，诊断早孕。

我给她开了益肾健脾的保胎处方，叮嘱她：“夫妻不能再同房，注意保暖，预防感冒，饮食要清淡点，切忌腹泻。还要继续测基础体温。”

一年后，在阳光灿烂、樱花绽开的日子里，兰芩夫妇抱着顺产新生的小宝宝，到龙华医院感谢李教授，赠送给他一张宝宝的满月照。照片里的小男孩眉目酷似妈妈，一脸笑靥如七月的石榴花，红蕾初绽，铺霞缀锦，莹澈透明，纯净无瑕。

经验之谈

不孕症治疗的关键是促进卵泡发育成熟、卵子排出，及时指导病人在排卵期（即中医所指的氤氲“的候”之时）行房事，使精子与成熟的卵子结合，发育着床，孕育成胚胎。基础体温的测量能提示排卵时间并显示黄体水平的优弱，既是医生临床治疗的一项参考内容，也是病人备孕的一个重要信息。本案病人自然流产后2年未孕，曾经在多家医院接受治疗，未取得进展，病急乱投医，与多名医生各自用药、对病人具体指导不够有一定关系。分析病史，其源起于卵巢黄体不足、卵泡发育欠佳，致月经不调，延时不孕。本案诊断明确，调摄有序，故能药到病除。同时充分利用基础体温，指导房事，增加受孕概率，孕后及时保胎，最终水到渠成，如愿妊娠。

三、跟丈夫一起“出差”

清晨，拉开窗帘，一缕金黄色的阳光扑面而来。

窗台上毛茸茸、憨嘟嘟的玩偶“蒙奇奇”，站在晨曦中朝着小薇萌萌地笑。蒙奇奇头上扎一个蝴蝶结，温纯、淘气，吮着大拇指，这个1974年在日本“出生”的超人气小玩偶，在世界各国和地区都有它可爱的身影。

日本传说送一只蒙奇奇寓意希望夫妻间一辈子幸福和好运。当年，小薇就是被徐少波手中毛茸茸的蒙奇奇所吸引，最终投入他的怀抱，成为他的妻子的。

徐少波是厂里销售部经理，长年累月奔波于全国各地，向客户推销象征爱与幸福的萌娃。他常年风餐露宿、长途跋涉，长幼老少都要打交道，结婚几年，与妻子离多聚少。对外，他天天是一副天真烂漫的笑容，回家夫妻间的浪漫与情趣却是与日俱少。

“结婚3年了，你总不能让我天天伴着蒙奇奇过日子！”小薇没好气地对在家里待不住的徐少波说。

“还不都因为工作呀。乡办企业，一百多个员工等着我把蒙奇奇卖出去，他们每个月才能按时发工资，才能晨起暮落、消费娱乐、生儿育女、养家糊口。”

“你就光想着别人生儿育女，自己家的事管不管？比我晚结婚的要好姐妹早都当上妈妈了，你要不要孩子呀？”

“我怎么不要孩子？我不是陪你去妇产科医院检查过，你激素水平不好，怀不上孩子是你的原因呀。”

“你老出差，我一个人哪能生孩子呀？”

……

夫妻俩正拌嘴，手机铃声突然响起。难得在家的一点时间，不是厂里催促就是客户咨询，吵得人不得消停。小薇气得夺过手机要朝地上甩。

“是你的电话。”徐少波提醒妻子。

原来，是热心的邻居替她在龙华医院预约了特需门诊的号，让她去找中医名家咨询一下婚后不孕的原因，再用中药调理备孕。

病案摘要

初诊：2017年10月7日。

病人2015年年初结婚，同年4月生化妊娠(自然流产)，之后三年再未有孕。妇幼专科医院检查雌激素、孕激素水平偏低。平时眩晕耳鸣，腰膝酸软，形寒畏冷，少腹隐痛，苔薄，脉细。生育史：0-0-1-0(足月产次数-早产次数-流产次数-现存在数)；月经史：16，7/30～40(初潮年龄，经期/周期)，量少，色红，无血块，无痛经。

“肾虚宫寒，冲任失调，”分析病史，我指出小薇不孕的病机，“治疗用温阳补肾，暖宫助孕的中药调理。”

我让她看诊察桌上摊放着的治愈怀孕病人的登记簿。上面是不同年龄、不同证候病人的病史记录，有月经不调的，有卵巢早衰的，有输卵管不通的，有子宫内膜异位症的，有免疫功能异常的……全国各地，包括港澳台，乃至东南亚大洋彼岸，前来就诊的不孕妇女，经过中药调理，短则几个月，长则一二年，都喜获身孕，抱上可爱的宝宝。比照之下，她的病情还不属于过于复杂疑难的。这样一说，让她心里宽慰不少。

“医学治疗是有一定成功比例的，虽然不能保证每一位病人都能得到完美的结果，但对你，我还是有信心的，希望你认真吃药，积极配合，早日有孕。”我进一步嘱咐她：①坚持测基础体温；②忌食辛辣刺激性食物；③劳逸结合，早睡早起；④情绪放宽，心情平和。

小薇关掉煤气灶上的火，端起药锅，把浓汁滗进方桌上一只精致的瓷盆里，稍稍待凉后，仰着脖子一口喝下。舌尖虽然苦涩，但看到床头的基础体温，从高低不平锯齿状曲折，到渐渐有高低双相的走向，心里忍不住沁出阵阵甜蜜。

三个月后，我明确告诉小薇：“可以试孕了。”我指着她的体温由低转高的图像，仔细叮嘱：“夫妻俩在这个时候可以同房。”

这两天是徐少波回沪休假的日子，备孕成败，就等着见分晓了。

天上下着绵密的细雨，楼厦林立的海滨城市一片烟雨朦胧，他挤在渡轮的人群中，遥望缥缈隐约的对岸。水淋淋的马路，水淋淋的树，雨不停地下，天阴得使一切景物行人褪了色。下船后，徐少波跟着手机导航进入一个豪华大厅，看不出真假的繁枝密叶挂满穹顶。

徐少波在瀑布般耀眼的灯光辉映下，与客户一起喝了很多酒。觥筹交错，酒色添香，风卷残云，饕餮失态，喝到后来，所有人的舌头都仿佛短了一截，说话颠三倒四。

恍惚中他感到自己一个人回家，走在黑洞洞的廊庑中，门窗台阶东摇西晃，他高声呼喊，无人应答，举手叩门，手感冰凉。再后来似乎进入一片丘陵，树杈枝桠张牙舞爪，林中月光阴森，鬼影幢幢，他一个趔趄，栽倒不起，一切印象都变得混乱模糊起来……

再次醒来，徐少波发觉自己已经躺在家里的床上。他想不出自己是怎么回家的，甚至想不起自己是怎么回上海的。他翻身起床，马上从随身的公文包里翻找出一叠公文纸，看到销售合同上图章鲜红、签名俱全，这才长长舒了一口气。

“你是把这里当旅馆，还是当休闲景点了？想着了来住上几宵，调节精神，放松肌肉？”小薇正提着网兜进门，脸上笼罩着一层愠怒，两条紧蹙的秀眉不停颤动，连拎着东西的手也在气愤地颤抖。

“你们按照我说的做了没有?”再次复诊，我指着体温标识上由低转高的曲线问，“这个月你的基础体温很好，最好同房两次，在这两天里。”

这次，小薇丈夫也来了。夫妻俩都不作声，一个竖着眼、脸上红一阵白一阵，一个咧着嘴、似笑非笑，尴尬了半天，徐少波才嗫嚅着说：“我出差了。”

“他的蒙奇奇比老婆重要，也比自己的孩子重要。”小薇一脸冷漠的神色掠过一抹嘲谑。

“下个月到这个时间，你就跟他一起出差去。”我半开玩笑地替她出主意，“工作、宝宝，一个都不能少。”

“这行吗?”小薇掉转头，看着此刻本不想多看一眼的男人。

“可以的，”他顾不上安抚妻子，一个劲儿地说，“谢谢李医生，我们从来没想到可以这样。”

2018 年，位于上海的时尚地标之一鸿汇广场，世界著名 POPO 礼品连锁店为蒙奇奇举办了一场别开生面的庆生会。蒙奇奇的创始人关开光市先生专程亲临活动现场，与“粉丝”亲切见面，并为蒙奇奇纪念版进行签售。大大小小、憨态可掬的蒙奇奇“家族成员”齐聚一堂，一个个顶着厚厚的棕灰色绒毛、扑闪着大眼睛，围着粉红或粉蓝的围嘴，单纯，淘气，集可爱与时尚于一身，让人忍俊不禁、爱不释手。

阳光下的徐少波显得特别年轻，作为授权销售厂商的代表，他的头发是像中学生一样短短的黑发，穿黑色条纹的棉质衬衫，热情洋溢地招呼着各地来宾和“粉丝”，嘴角泛着笑意，眼神清澈透明。突然，他看到妻子也出现在拥挤的人群中。“你怎么也来了?”他惊讶地问。

“刚才我测试纸，我有了。”

“有宝宝了?”徐少波眼睛一亮，喜出望外，“我马上陪你去龙华医院加号，李教授曾说过，怀上了一定要认真保胎。”

“你这里怎么走得开?”小薇看着宽敞店堂里铺天盖地的喜庆广告。

“我找个人顶一下我的岗位，我们的宝宝可比蒙奇奇重要。”他看着妻子垂眸含笑的神态，脸上也不由自主地漾开幸福的微笑。

经验之谈

正常情况下，女性月经周期的前半期(卵泡期)基础体温处于低水平。这是由于卵巢在卵泡期分泌雌激素，雌激素间接作用于血管扩张而散热，所以基础体温较正常体温略低。月经周期的后半期(排卵后的黄体期)，由于有致热作用的孕激素的产生，故基础体温较正常体温略高。这就形成了一个低温相、一个高温相的双向曲线，从卵泡期的低温相转变到黄体的高温相一般是 1～2 天的时间。备孕夫妇在基础体温由低转高的排卵期同房，就能增加精子进入女性体内，与排出的成熟卵子结合受精并在子宫内膜着床，发育长大形成胎孕的概率。夫妻双方既要明白这一道理，也要抓住这一好机遇。

四、扣奖金换来的幸运宝宝

阳春三月，街头鲜花烂漫。红色花蕾，黄色朵瓣，娇柔美艳，丽色缤纷，白玉兰新芽并蒂，紫藤花流霞飞云。特别是夜晚，温暖的空气中浮动着浓郁袭人的花香，白天把家里的窗户敞开，下班回家就能闻到满室的芬芳。

于晶把菜都炒好了，摆了一桌子，自己锅里做出的菜透着家常的亲切味。只是夫妻俩天天这样面对面吃饭，几年下来不免有点寂寞冷清。

“咱们几时才能有个孩子呀？我都 30 岁了。”吃着饭，于晶心里不落实地对丈夫说。

生儿育女是男女双方的事，于晶和丈夫石雷偏偏都有点问题，分别在相应的专科医院检查过。男方精液常规：精量 2.0 ml，精子活力 a 级 18.03%，b 级 8.10%，畸形 52%。他经常头晕，易疲劳，腰膝酸软，肢体酸麻。于晶是中学教师，用脑过度，有工作压力，以致月经延后，带下清稀。测基础体温坡状起伏，双相不明显。

石雷听人说，他的这种症状属于肾虚，就网购了相关保健品，但吃了也没见起色。于晶在正规医院接受治疗，中医西医都试过，吃了药月经相对正常，可是基础体温还是好好坏坏，让人心烦，也让人沮丧。

两人安静地吃完饭，石雷收拾起碗筷到水池前清洗。于晶擦干净桌子，从包里取出一大摞作业簿，抓紧时间给学生批改作业。改完作业后，她还要备课，看资料，做卡片，虽然不带毕业班，可教学任务重，家长的期望值高，当老师的每天不到深更半夜不能上床睡觉。等她熄灯上床，已经快 1 点钟。

“得找个名医看看去。”石雷翻了个身，突然对于晶说。

“我网上查了，好几家医院有特需门诊，你说找哪位？”

石雷一声不吭，于晶推推他：“你说话呀！”

石雷纹丝不动，原来他早睡着了，说的是梦话。

于晶心里却记着这事，在学校里跟相熟的同事打听。同事说，龙华医院的李祥云教授不光治疗女性不孕，也同时看男性不育。正好她有个学生的家长是龙华医院员工，就请家长帮助预约了李教授的两个门诊号，2017 年 4 月 9 日，夫妻俩一起去初诊。

我对首诊病人很上心，会详尽询问病史。分析下来，男方有弱精症，虽然其发病原因尚未明了，但与环境、个人生活习惯密切相关，我叮嘱他一边用中药调理，一边注意健康保健，避免过度疲劳，生活要有规律，睡眠充足，适当锻炼，增强体质。

于晶给我看了她试测的基础体温和 B 超报告。

我说：“基础体温应在月经干净后开始测量，从月经第 1 天起至第 14 天为低相，一般两次月经中间为排卵期，排卵这一天体温略低0.1～0.2℃，然后体温迅速上升，在1～2天内达到高峰，一般高相较低相高0.3～0.5℃，维持12～14天。你的体温曲线坡状起伏，双相不是很明显。这说明黄体水平不全(参见P16，图3)。"

于晶的B超显示子宫37 mm×38 mm×33 mm，内膜(月经第五天)5 mm，左卵巢20 mm×30 mm×30 mm，右卵巢21 mm×29 mm×30 mm。

我说："B超结果基本没有问题，我主要用药给你调理改善性轴的功能，促进卵巢正常排卵，提高黄体水平，以后你们夫妻再抓住排卵期的机会同房，就能怀孕。"

于晶下班回家，见房间收拾得整洁干净，窗台上的花盆、果盘里的苹果散发出阵阵芳香，酒柜上的玻璃鱼缸里，金鱼在无声无息地游动，卧室也重新布置了，换上凉席，沙发上铺着干净松软的织锦缎靠背和坐垫，书籍摆放得整整齐齐，分门别类地插在橱架上。

她对石雷说："真行，你现在变得勤快了。"

"我给你看我买的东西。"他神秘又得意地说。

于晶打开他的双肩包，里面居然是五颜六色的宝宝衫、婴儿连体衣。

"你知道李教授的药就这么灵呀？怎么这么心急？"她露齿而笑。

"我网上查询了，人家都称他'送子公公'，这回总算是找对医生了。"石雷打开一瓶葡萄酒，看着于晶，"一起喝点？"

"不行，我晚上要抓紧时间备课，明天公开教学，区里市里都有领导来听课。"于晶从包里取出一个保鲜盒，打开，里面是红油晶亮的油爆虾，"你喝吧。这是我从学校食堂买的熟菜，我们食堂请来的掌勺退休前是国家一级厨师，上海APEC(亚太经合组织)会议时给各国元首烧过菜。"

夫妻俩在我特需门诊治疗了半年，男女双方的情况都有明显好转。2017年10月复查，石雷的精液：液化时间60分钟，PR(前向运动精子)41%，NP(非前向运动精子)24.4%，PR+NP 66%。原来头晕疲劳、身体酸麻的感觉也已经消失。于晶的基础体温也按时上升，且上升良好。

"你们在这个时候可以在一起，"我用笔在于晶体温表的排卵期打了个记号，"虽然目前看来双方都已经正常，但也不能心急，继续测量基础体温，夫妻互相配合，自然而然就会怀上宝宝。"

初冬季节，气温突然下降，天色阴沉，厚厚的云翳压得很低，好像罩在人们头顶上的一块铅板。北风劲吹，让人感到一阵阵透骨的寒冷。突然一场滂沱大雨，挡风玻璃被雨水敲得"哒哒"响，雨刷徒劳地摆动着，刷不尽不断倾注的雨丝，浓黑的云交织着雨丝像是冲不破的网，轿车钻进雨云之中，炸雷在空中震荡。

电话铃声急剧响起，开着车的于晶小心把车停靠路边，铃声停了，手机屏幕上显示石雷的留言："今晚台风，不回家吃饭，安排落实好单位值班人员就回来。"

不回家吃饭，可是几点钟才回家呢？于晶回拨电话，对方没有接听。

她回到家里，迫不及待地取出基础体温记录本，看上面的曲线，是月经的第13天。今晚正好是排卵期呀，于晶看看窗外，高高的泡桐树上，所剩无几的黄叶在风雨中摇拂，簌簌地响个不停。她再拨电话，对方已不在服务区。

晚饭后，雨还在下，可是风声比白天轻了。坐在电视机前，于晶批改完学生作业，已经10点多了，手机信息响了一下，她拿起看，是石雷发来的信息：“我马上回家。”

于晶松了口气，收拾干净桌子上的东西，起身盥洗后睡到床上，拿着手机看上面的新闻，感觉眼皮有点重，心里念着千万不要睡着。不知过了多久，手机滑落枕边，老公却还没有回来……

一夜睡醒，于晶蒙眬中伸手摸出枕头下的水银体温计，放在舌下，3分钟后，看体温计上测出的温度，显示36.8℃，比前一天足足升高了0.4℃。

她这下完全清醒了，看身边，石雷不知什么时候回来的，睡得正酣。她叫了两声，让老公看体温，老公理也不理，继续睡觉。

于晶想着老公也辛苦，就让他睡吧。她披衣起床，走到厨房准备热牛奶、煎蛋，耳边也回响起李教授的医嘱“这个时候在一起”！思来想去，于晶决定不能错过这个难得的机会。她重新回到床边，脱去外衣，老公在懵懂里醒来，睡眼惺忪地看了她一眼：“下班回来了？吃过饭没有？”

“谁下班呀？”她揪着石雷的耳朵，“你给我醒来！”

……

夫妻俩再次完全清醒过来，看表，已经快到平日上班的时间了。

于晶跳下床，没刷牙，没洗脸，甚至连头发都没梳，急奔着进车库。她心急，路又堵，好容易赶到学校，已经是上午八点多了，第一节课的铃声都响过了。学校最近正在抓教育质量和劳动纪律，虽然她的课不是第一节，可是不请假迟到还是要被处分的。

在龙华医院特诊部，再次复诊时。于晶对我说：“排卵期那天……他……我……我上班迟到10分钟，被扣了2000元奖金。”

我让抄方的学生给她开化验单：“基础体温高相18天(参见P15，图1)，你马上去做一个妊娠血液检测。”

两小时后，化验报告上显示血HCG 1 940 mIU/ml，P 21.7 nmol/L，E_2 716 pg/ml。我说：“祝贺你！你花2 000元能买到一个宝宝吗？现在你怀孕了。”

“真的呀？”她喜形于色，陪同看病的石雷像孩子似的，笑得合不拢嘴。

“继续测基础体温，每周都要过来检查，现在孕酮的化验指标偏低，要认真服中药保胎。”我关照学生并提醒病人。

第二年夏天，石榴花开后，玛瑙般的籽实绽出金黄皮外，蓝天白云下粒粒艳红，莹澈透明，有人说这是寓意多子多福的景象。于晶和石雷抱着宝宝，再次到龙华医院，向李教授道谢，一家三口和李教授一起拍照留念。

李教授向在场求嗣备孕、不无焦虑的候诊病人说了于晶的故事，幽默地说：“她这是扣奖金换来的幸运宝宝。”

经验之谈

本案女方30岁，身处而立之年。先天不足，身体虚弱，工作紧张，经常头晕脑涨，腰膝酸软，经行延后，月经量少，带下清稀，中医诊断属脾肾虚象。脾虚生化乏源，肾虚癸水（月经）不足，测基础体温显示黄体水平不足。治疗的总体思路是健脾益肾，补气养血，调理月经，促排备孕。治疗后月经逐渐正常，且基础体温显示上升良好。中医认为，胞宫藏泻有度，出现"氤氲""的候"（即排卵期），蓄势求妊，即能摄精成孕。

男方弱精症的治疗采用经验方补肾增精汤加减（详见李祥云、李俊箐编著《不孕不育的中西医治疗》，上海中医药大学出版社1998年出版），该方之组成包括党参、黄芪、菟丝子、仙灵脾（淫羊藿）、龟板、鹿角片、枸杞子、苁蓉、锁阳、阳起石、山茱萸、熟地等。适应证为婚后不育，精子少，活力弱，死精多，腰膝酸软，性欲淡漠，头晕耳鸣，夜尿增多，大便秘结等。该方既补肾益精、强壮筋骨，又有健脾助运、生血补血之力，可达到气血双补、增精助力的目的。就目前临床所见病人来看，多工作忙、熬夜多，有腰膝酸软、神疲乏力症状，处于亚健康状态，适合采用该方治疗。治疗3个月，精液常规已达正常，夫妇在排卵期适时房事，则能成功受孕。

本案女方为受孕而迟到扣奖金属特殊情况，一般夫妻正常生活备孕育嗣不会也不至于影响日常工作。有相同病史的病人，只要认真测量基础体温，在医生指导下备孕，就能达到正常怀孕生子的目的。

进阶阅读（关于基础体温）

1. 报喜的曲线长这样

经过充足的睡眠(6 小时以上)，消晨醒来尚未起床、未说话、未进行任何活动之前，即在极端安定的状态下所测得的体温称基础体温。因其系静息状态下维持机体最基本活动所测得的体温，故又称“静息体温”。将每天所测得的体温值，用黑点形式记录在表格内，把这些黑点连起来形成一条曲线，称为“基础体温曲线”。月经来潮时可停测基础体温并用“×”标志。如果某日有性生活，即在所测体温标点外画一“○”标志。此外，如有感冒发热、睡眠不良等特殊情况亦应记录在基础体温表格内。一般而言，下午睡醒后所测得的体温较清晨所测得的体温为高。在正常情况下，月经周期的前半期(即卵泡期)基础体温处于低水平，这是由于卵巢在卵泡期分泌雌激素，雌激素亦间接地使血管扩张而散热。因此，基础体温较正常体温略低，称为“低温相”。在月经周期的后半期(即排卵后的黄体期)，由于孕激素(有致热作用)的产生，作用于下丘脑的体温中枢，基础体温较正常体温略高，称为“高温相”。这就形成了一个低温相，一个高温相的双向曲线。从卵泡期的低温相转变到黄体的高温相是突然上升的，仅需要 1～2 天的时间，高温相较低温相体温高 0.3～0.5 ℃，高温相一般维持 12～14 天。

基础体温曲线高温相超过 18 天即应怀疑为妊娠，若超过 20 天常诊断为妊娠。如妊娠后原为高相，以后基础体温下降，应结合临床症状考虑有流产的可能。

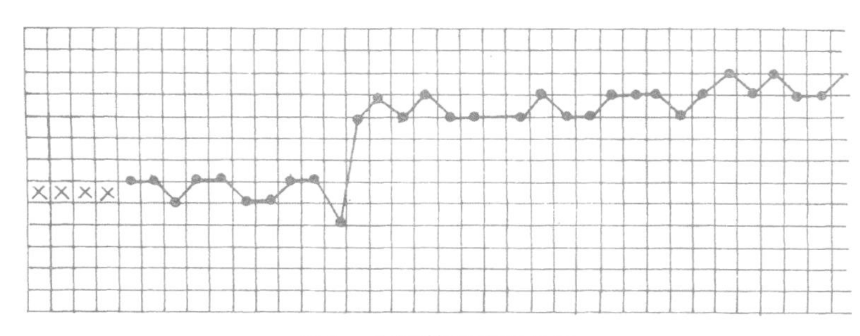

图 1　妊娠基础体温曲线

临床上，利用这些基础体温曲线可推测排卵日。排卵日一般在基础体温由低转高的前后 1～2 天，这时房事可增加受孕机会。此曲线还可用来判别月经失调的类型，基础体温呈单相者，提示为无排卵型子宫出血病；双相型基础体温曲线，根据高温相维持时间的长短，上升与下降的情况来判断是黄体不足，还是黄体萎缩不全，为治疗疾病提供依据。同时，基础体温还为某些用药(如促排卵药等)之后的疗效观察提供较客观的依据。再者，其为早期诊断妊娠提供依据，据此及早采用保胎措施，防止流产。

基础体温在不孕不育中应用很广，但易受外界环境的影响，情绪变化、疾病等会使体温发生改变，故应连续测三个月以上才能说明问题。基础体温双相有排卵者，一般不予以处理，仅指导之。对于黄体不足者，给予孕激素治疗，常用黄体酮胶丸、达芙通（地屈孕酮片）等。排卵障碍者给予克罗米芬或来曲唑、人绒毛膜促性腺激素（HCG）等。

中药治疗上，既要辨病，又要辨证。譬如月经不调者，有月经过多、月经过少、月经先期、月经后期、月经先后不定期、经行淋漓不断等；还要辨寒、热、虚、实。不同的症状，采用不同的治疗方法，不能一概而论，本章将有详细介绍。

2. 各种各样的曲线

（1）正常曲线

从月经第 1 天算起至第 14 天为低相，两次月经中为排卵期，排卵这一天体温最低，较低相略低 0.1～0.2 ℃，然后体温即迅速上升，在 1～2 天内达到高峰，并继续维持 12～14 天，此为高相，一般高相较低相高 0.3 ℃以上，由低相平均值转到高相所需要的时间称上升天数。

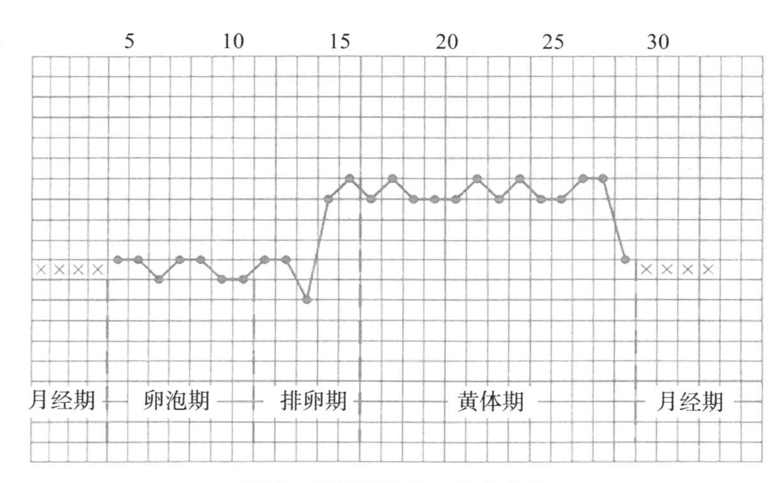

图 2　正常双相基础体温曲线

（2）黄体功能不全

上升天数一般在 2 天以内是易孕期，据日本学者报道，如果上升天数大于 3 天，受孕机会几乎等于零。卵巢黄体期的基础体温表现为高相，若高相维持时间少于 9 天，即认为黄体功能不全。

黄体功能不全的基础体温曲线，从低温相到高温相不是在 1～2 天内上升到高水平，而是缓慢地呈阶梯形上升，说明黄体产生迟缓，分泌孕激素不足，成熟的卵泡在排卵后转变为

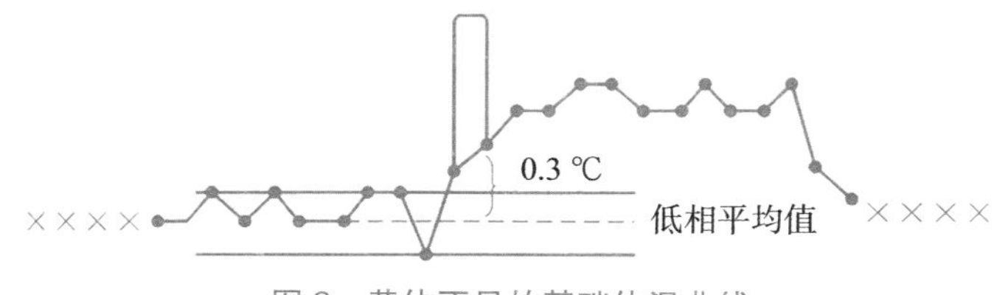

图 3　黄体不足的基础体温曲线

黄体受阻。这种类型的体温常见于有排卵型功能失调性子宫出血、黄体功能不全的不孕症者。

黄体功能不全的基础体温曲线可表现为多种形式。

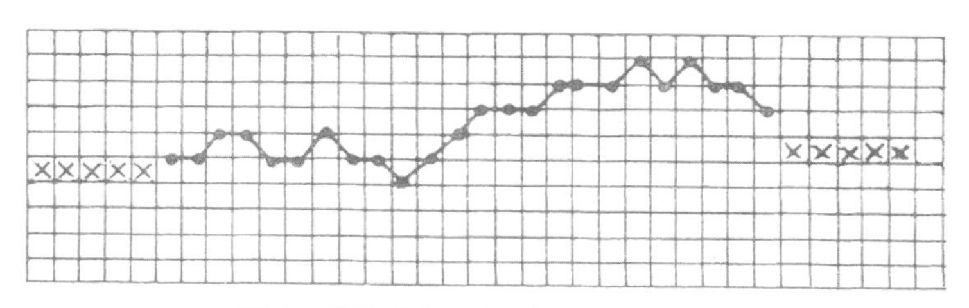

图4 黄体功能不全,高温相上升迟缓

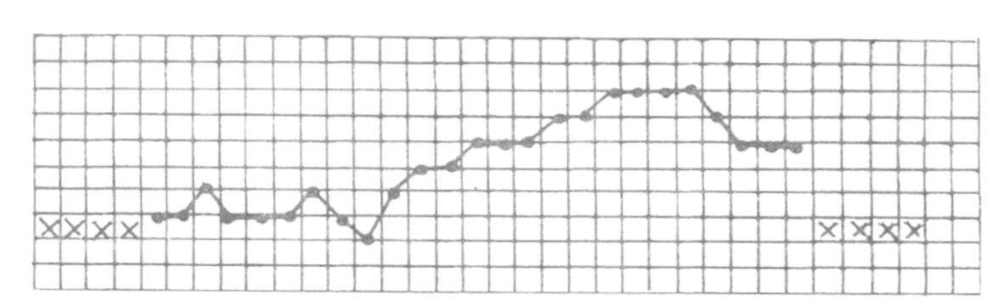

图5 黄体功能不全,高温相呈阶梯形上升

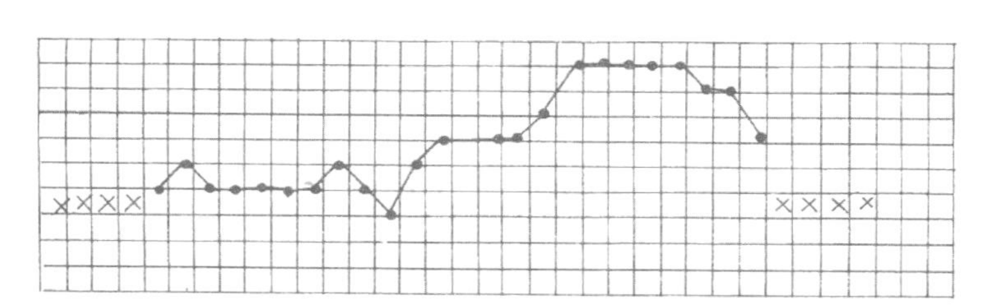

图6 黄体功能不全,高温相分段上升

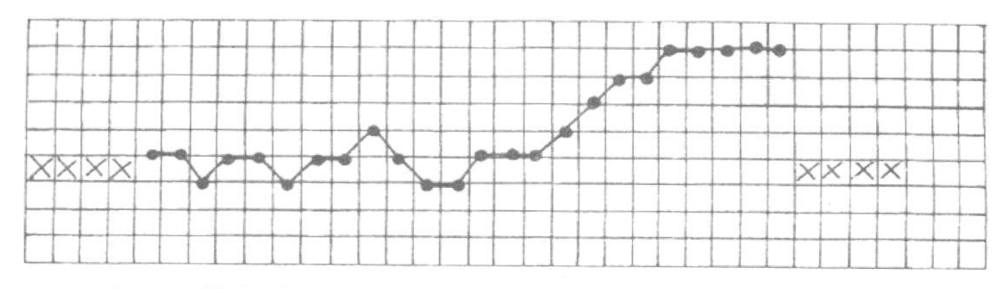

图7 黄体功能不全,高温相呈爬坡形上升,且维持日期短

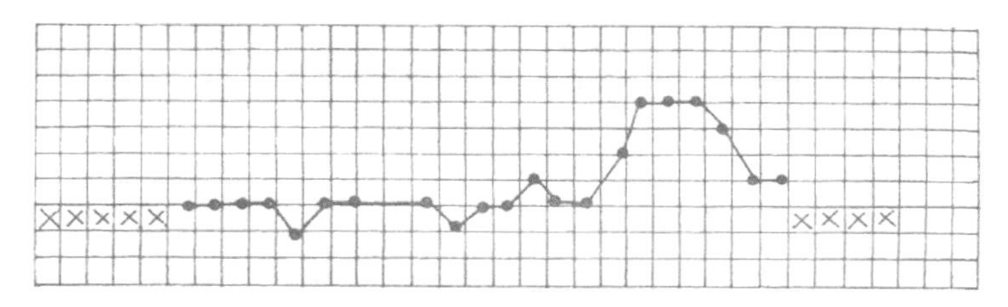

图8 黄体功能不全,高温相维持日期短

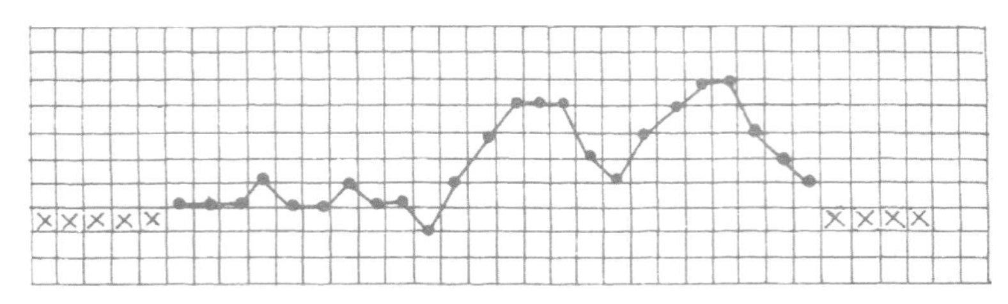

图 9　黄体功能不全，高温相上升后下降，呈驼峰形或马鞍形

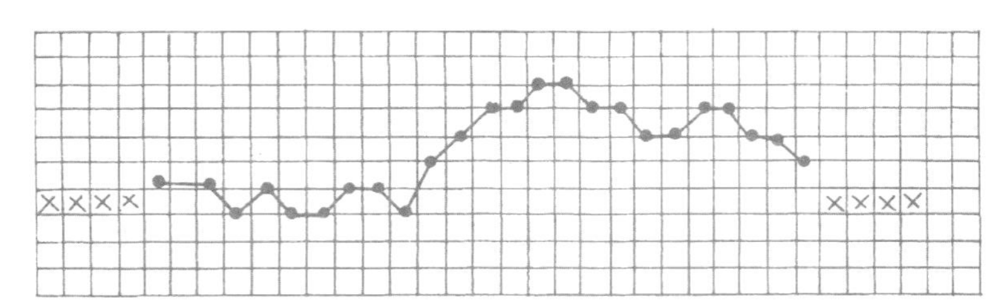

图 10　黄体功能不全，高温相出现凹陷

黄体萎缩不全，基础体温不能很快地下降，而是缓慢下降。此类型多见于有排卵型黄体不全的功能失调性子宫出血病人，月经常表现为淋漓不断、数日不净。

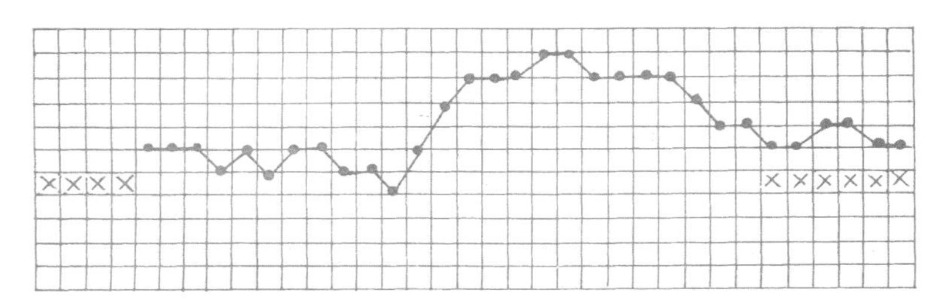

图 11　黄体萎缩不全

（3）排卵期出血

子宫内膜由增生期开始转化为分泌期，分泌期的子宫内膜是在雌激素、孕激素的作用下产生的。孕激素分泌不足影响子宫内膜的正常变化而出血，此为排卵期出血。

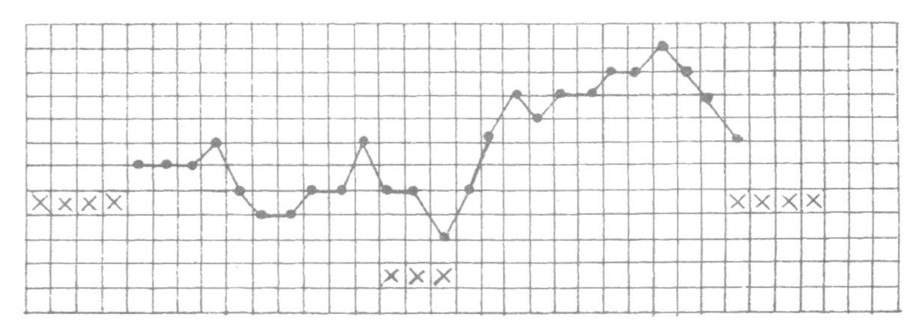

图 12　排卵期出血

（4）月经不调（注射黄体酮后）

月经不调病人，经注射黄体酮后可出现基础体温上升的反应。

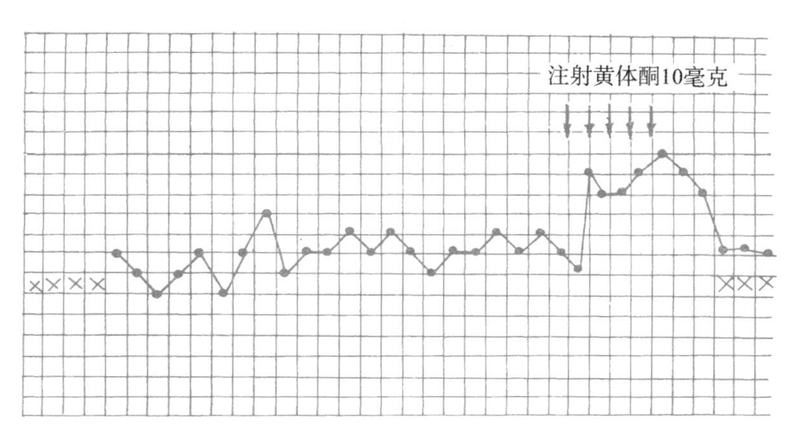

图 13　月经不调注射黄体酮后的反应

（5）无排卵

单相基础体温曲线，无明显的低温相与高温相，表示无排卵，无排卵型功血。闭经者即见此种类型的曲线。

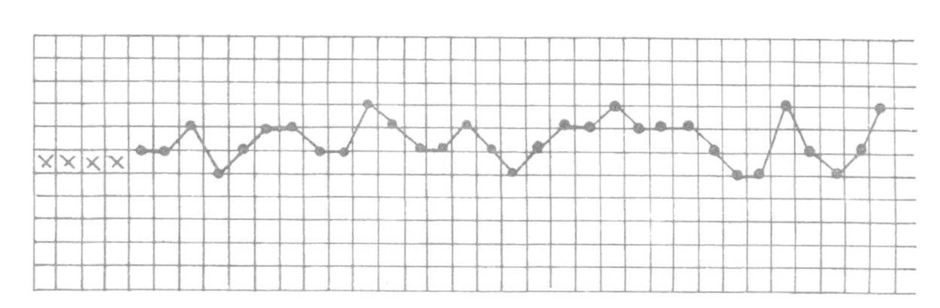

图 14　单相基础体温曲线，无明显双相曲线表现

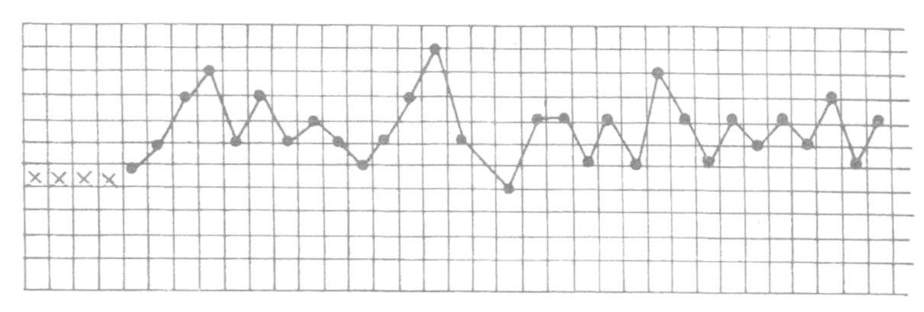

图 15　单相基础体温曲线，呈上、下波动密集如锯齿状

（6）其他常见异常

低相维持时间过短：低相维持时间有时短于 6～7 天，临床上多表现为月经不调、月经超前等病。

低相维持时间过长：低相维持时间有时可达数十天，临床上多见月经不调、月经延期等病。

高相上升迟缓：即上升天数缓慢，一般指超过 3～4 天，多是由于黄体不全所引起，临床上多表现为月经不调、不孕等。（图 4）

高相下降缓慢：维持高相的基础体温应立即下降而后月经来潮，若下降缓慢，有时可达 5～6 天才逐渐下降，这标志着黄体萎缩不全，临床上多表现为月经淋漓不断、功能性子宫出血等。（图 11）

高相维持时间延长：高温相维持时间超过 18 天为维持时间延长，多见于妊娠、黄素囊肿等。（图 1）

单相基础体温：基础体温曲线忽高忽低，无典型的双向曲线，或上、下波动，起伏不一，密集呈锯齿状多由于卵巢功能失调之故，临床上多见于功能失调性子宫出血、闭经、多囊卵巢综合征等。（图 14、图 15）

非典型的双相基础体温曲线：排卵前体温逐渐上升，无明显的低相与高相，判断不出明显的排卵期。这种情况下可以有正常的排卵，可以受孕，月经可表现为正常，仅是无明显的双相曲线。（图 16）

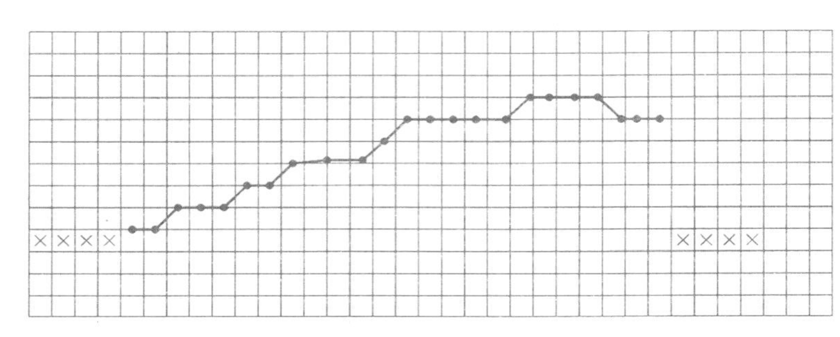

图 16　非典型双相基础体温曲线

3. 基础体温可辅助诊断的疾病

功能性子宫出血（简称“功血”）：指经检查未发现明显全身或生殖器官器质性病变，无肿瘤、炎症、外伤、妊娠或出血性疾病，系由神经内分泌系统功能障碍所引起的不正常的子宫出血。根据其症状表现分为有排卵型功血与无排卵型功血两类，两者治疗方案不同。有排卵型功血一般有周期性出血，但月经量多，有人则经期延长。无排卵型功血则没有正常的月经周期，月经量多，经期延长。因同样是月经量多、经期延长，故而临床上难以区分为何种类型。但若测量基础体温，呈双相曲线的为有排卵型功血，呈单相曲线的则为无排卵型功血。如此，既便于诊断，又为治疗提供了一定的依据。

月经不调：可表现为月经提前、错后、先后不定期、经水淋漓或期中出血。若低相维持时间过短，或高相上升迟缓且维持时间亦短，临床多见月经提前、不孕，即使怀孕也容易流产，若见到图 11 的类型，临床多见月经淋漓不净、行经时间延长，该情况可在月经不调、产后或流产后发生。若两次月经中间有出血，即期中出血，这时基础体温又恰好在由低相转为高相的变化过程中（图 12），这是由于雌激素、孕激素不协调的关系，有少量出血多属于生理现象，为排卵期出血，可告知病人不必紧张。

闭经：引起闭经的原因很多，也比较复杂。因激素改变所引起的闭经，基础体温往往会失去正常月经周期所表现的双相曲线。若有正常的双相曲线而经水不行，此时应结合临床症状来考虑病情，如病人伴有低热或有结核史等，可初步考虑为子宫内膜结核（子宫内膜被结核杆菌破坏而引起的闭经）；若闭经发生在刮宫手术之后，可能是因刮宫太深损伤了子宫内膜所引起。子宫内膜结核或子宫内膜损伤过多而引起的闭经，病人往往在闭经开始的数月，基础体温都会表现为双相曲线。除此之外，就要考虑内分泌的问题。

早孕：妇女一旦受孕之后，由于孕激素的分泌增加，此时基础体温一直偏高，如图 2，若黄体期的高相维持时间超过 18 天，则应考虑早孕。应用基础体温，根据高相的维持时间就可以区别是月经过期还是早孕。此时验血、尿的 HCG 升高，即能明确诊断。

排卵痛：若基础体温曲线正常，在由低相转变为高相排卵之日前后，出现下腹坠痛，有人疼痛甚剧，即为排卵痛，卵子排出后不再腹痛。

推算预产期：有人经期不准，何时受孕无法推知，故而就更难估计预产期。此时根据基础体温曲线图，从上升的这一天算起加上 270 天，即可初步推算出预产期。

避孕与促孕：一般而言，基础体温最低点的前后 1～2 天为排卵期，卵子排出后可存活 2～4 天，即在基础体温最低点的前后即避免同房或避孕可达到避孕的目的。同理，在这个时间同房，则可增加受孕的机会。

4. 测量基础体温的注意点

基础体温曲线的广泛应用，对某些妇科疾病的诊断很有帮助，并能为治疗提供可靠的依据。但基础体温易受外界环境和生活条件改变的影响，故测量时必须注意以下几点。

① 每天坚持测量，持之以恒。为了观察病情，应至少连续测量 2～3 个周期。

② 记录要详细认真，如有发热、患病、失眠、同房、服药等应标记在基础体温单上。

③ 每天清晨一醒即测量体温，测量前不讲话、不做任何活动，体温计最好放在枕头边或容易拿到的地方，这样一醒即可拿出进行测量，以保证测得的基础体温正确。若病人的工作为三班制，白天应在睡得最长的一觉醒后测量基础体温。体温数据保留小数点后一位即可。

特别关照

根据自身情况预测和选择排卵期

不孕症病人选择排卵期是极为重要的，如何选择，方法很多，可根据自身的情况来选择应用。

1. 自我症状：排卵期在两次月经的中间，此时乳房作胀，乳头触痛，不能触碰。乳头有些痒痛，还有些直立发硬的感觉。

2. 阴道分泌物：在排卵期阴道分泌物增多，质较稀薄，透明有韧性，像鸡蛋清样，有拉丝状，可拉长 10 cm 以上。此时腹胀，或有一侧腹痛，阴部坠胀，有性冲动感。

3. 宫颈黏液检查：如果用扩阴器扩开阴道，暴露出子宫颈，在宫颈口能看到一滴水珠样透明、折光发亮的液体，像猫的“眼睛”，临床称为“猫眼”。将该液体用长镊子夹取，放在玻璃片上，在显微镜下观察，可见到典型的羊齿植物状结晶。如果出现这种黏液，将有利于精子穿透进入宫腔，有助于受孕。

4. 基础体温：基础体温由低相转为高相的时间，多为排卵期。

5. 测试棒：目前市售一种测试棒，将其放入尿液中，如果出现两条“微紫红色”线，即为排卵期。

6. 唾液测试条：曾有一种测试条可测试唾液，如同测试棒一样，以前有市售，目前多用测试棒替代。

7. B超：临床多采用阴超，可监测到卵泡的生长发育情况。当卵泡直径达到 18 mm 时，即预测卵泡即将成熟；当达到 20 mm 时，即表示卵泡已发育成熟。

8. 测血孕酮：当血孕酮＞15.9 nmol/L 时，则提示有排卵。

9. 生殖道细胞学检查：观察阴道细胞的成熟指数，如致密核细胞指数、嗜伊红细胞指数、角化指数。目前一般医院不做该检查，仅在有条件的医院做。

10. 其他：尚有诊断性刮宫方法，可观察子宫内膜的变化、分泌期的情况，借此为以后了解、推测、判断排卵的情况做准备工作。此外，腹腔镜可观察卵巢黄体的情况，这些均是非常规方法，一般病人不太愿意接受。

第二章 那条迂曲「管道」

迂曲“管道”，就是大家所熟知的输卵管。

精子与卵子结合受精，常在输卵管壶腹部内完成。输卵管是运送受精卵到子宫内的通道，其主要靠纤毛细胞的摆动，将受精卵运送到子宫腔内。输卵管还能阻止宫腔内的感染物质及经血的逆流，避免这些物质进入腹腔。

输卵管“交通堵塞”，即输卵管梗阻，是最常见的不孕症病因。本章专门讲述输卵管梗阻的故事，如果你对故事中的基础知识感到摸不着头脑，可以查阅本章后半部分的“进阶阅读”。

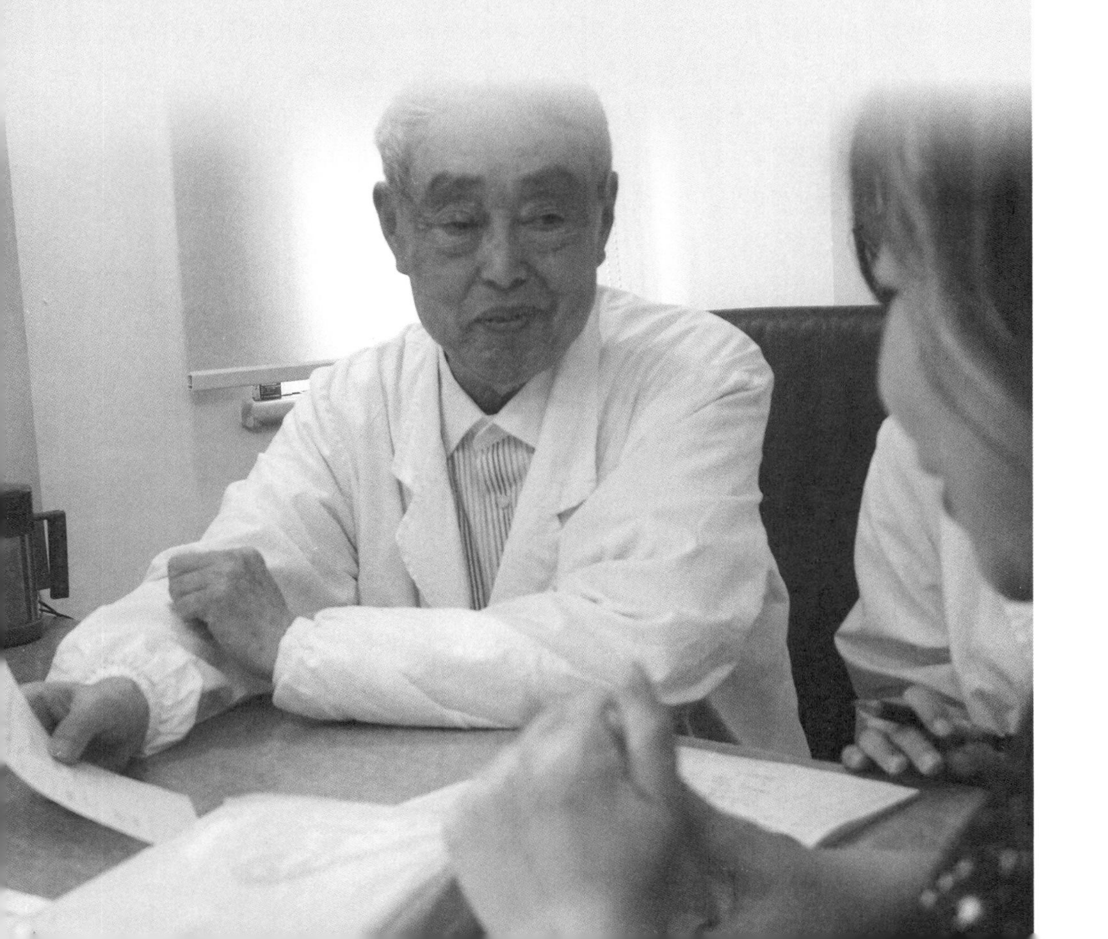

五、没有医院愿为她做试管婴儿

可能是天冷的缘故，她特别贪恋世俗烟火气息：酱油、味精、葱、鱼腥气、猪肉味，哪家窗户突然传出一声“嘶啦”，那洗完菜未沥干的水在油锅里的“长啸”声，有一种鲜活亲切的生活韵味。可是与其他同龄人一样，上班热火朝天地打拼，下班一头扎进虚拟世界的老公不喜欢家常琐事，恨不得一天三顿都叫外卖。“买汰烧”亲手打点一日三餐的生活程序，竟然成了一种奢侈，于是在她眼里生活的烟火气成了置身事外的浪漫。

她叫柳小茗，已经38岁了，结婚8年。生活在改革开放的新时代，物质上的、事业上的，都不缺，美中不足的就是缺少生活上的那份“火候”。熟食店买来的虾油露鸡、香蕈金针菜、木耳煮老豆腐，吃在柳小茗的嘴里总觉得不香。她当然不是那种端起碗来吃肉、放下筷子骂娘的“愤青”一族，背后讥笑她不知足的“闺蜜”其实是不晓得她内心真实的烦恼——她至今没有孩子。一个家庭，两人世界缺少一个孩子，就少了一份欢乐灵动的生气，孩子哭、孩子闹、孩子顽皮捣蛋，就是炒菜时油锅里那声“嘶啦”的“呼啸”声，人生不可或缺的灿烂烟火。

30岁结婚，到现在8年了，可是柳小茗企盼怀孕的梦想与希望依然遥遥无期。她去多家医院看过，想治疗不孕症，中药、西药都吃过，未见效。有人告诉她去龙华医院找李祥云教授，他是治疗不孕症的专家。其实，柳小茗也想找李教授看病，可是李教授的号很难挂，有人帮她半夜12点钟网上抢号也没抢到，找专家看病怎么这么难呢？

终于，有一位李教授的“粉丝”经治疗后怀上宝宝，她是柳小茗的同事，因为长时间连续跑龙华医院，“熟门熟路”地帮柳小茗挂上了特需门诊的号。

病案摘要

初诊：2015年12月7日。

结婚8年，未避孕而未孕。2011年B超示：子宫37 mm×45 mm×43 mm，内膜6 mm，左卵巢31 mm×28 mm×23 mm，右卵巢25 mm×23 mm×20 mm。2013年血生殖内分泌检测：促黄体生成激素(LH)5.0 IU/L、促卵泡成熟激素(FSH)7.5 IU/L、泌乳素(PRL)262.5 mIU/L。未测基础体温。

月经史：13,5/15～60，量少，色黯，夹小血块。稍痛经，腰酸，乳胀。末次月经11月2日。

柳小茗双眉紧蹙，神情忧郁，坐在诊察桌前说：“李教授，你一定要把我的病治好，让我生一个宝宝，不管花多少钱我都愿意。”

我翻看着她厚厚的病历本，说：“这不是花多少钱的事，你看病心不专一，一家医院看了几次，有的仅看了一次，就换另一家医院。

同一家医院也没有固定一个医生，这个医生用这种药，换个医生用那种药，彼此间观点不一，不同的用药还可能起相反作用，像这种情况哪能治好病呢？”

“那我怎么办呀？我就是心急，想早点把病治好。”

“像你这样病急乱投医，医生也只能给临时观点，没有完整的治疗计划，”我说，“你这4年来，总共只做了一次B超，检测过一次血生殖内分泌，项目也不全，也没有基础体温图。”

“什么是基础体温？我也不懂，没人跟我说过。”柳小茗表情复杂，眼睛里泪光点点。

我给柳小茗详细解释基础体温的测量方式和注意事项，让她用手机拍下体温曲线的样本，回家照着样本上的说明，每天清晨用体温计量基础体温。

柳小茗点头说：“李医生，我就固定找你看了，不过你的号太难挂了。到时候你能不能给我加号？”

我说：“这不能保证，你先到护士台预约，以后根据情况，尽量给你照顾就诊。”

柳小茗接着说：“我月经老不正常怎么办？”

我说：“我给你用药，让月经先正常起来，然后还要做一些相关的检查，根据你的情况对症治疗。”

柳小茗诊后月经于12月20日来潮，量少，色黯，少量血块，经行腰酸，无其他明显不适。2015年12月22日来复诊。

我说：“月经虽然延迟，但与过去有时半个月行经、有时两个月来月经相比好多了。今天是月经第三天，你去抽血测血生殖内分泌，等月经结束后再做一次B超，继续测基础体温。”

柳小茗问：“我是不是身体很虚？”

我说：“月经不调有多方面因素，主要与脾肾有关。中医认为，肾藏精，主生殖，是天癸之源同，冲任之本。肾虚及脾，无以温养血脉，气血不调，经候就不能如期而至，这也是导致不孕的原因之一。中医还认为，血海为肝所司，是胞宫发挥行经胎孕功能的物质基础，你之前病急求医，情绪急躁，忧思忿怒，气血郁结，也是月经不调、怀不上孩子的重要因素。所以，你一方面要认真看病吃药，一方面要放宽心怀，正确面对，生活愉快，劳逸结合，治疗才会早日见效。”

柳小茗突然冒出一句话，语调似哭非哭：“从来没有医生这么帮我分析过病情，你看病真仔细、认真，是不是因为托了熟人，给她面子才这么照顾我啊？”

我说：“任何病人，我都一律认真对待，特别是病情复杂的病人，前因后果要认真分析。”

三诊是2016年1月28日，测血生殖内分泌、B超检查，提示均在正常范围之内，月经过期未行，测基础体温单相。

我说：“你黄体不足，所以月经不调。”

柳小茗说：“我身体比较虚弱，经常感到乏力、腰酸。”

“你舌质也淡，脉细弱，是偏于肾亏不足的证候，我给你用补气血、促进卵巢功能的助黄汤、四物汤，随着身体一点点好起来，月经也会慢慢恢复正常。”

看病回家，老公对柳小茗说，“李教授说你肾虚，中医讲究吃什么补什么，要不要我给你做个炒腰花吃？老人说冬天吃猪腰大补。”

柳小茗一下子兴奋起来：“你还会这门手艺？我还以为你只会看手机。”

“你平时老是愁眉苦脸，忽冷忽热，让人琢磨不透，日子过得没劲，我才看手机打发时间的，你以为我真喜欢这样？今天我给你做一个冬笋津白炒腰花。”

夫妻俩上街买来六个猪腰。去“腰臊”后切花，放在冷水中浸泡，不断换水，直到不再渗出血水并发大；和黄酒、酱油、淀粉、白糖拌匀，沥干，放入开水锅断生了即刻捞出，放在凉开水里再捞起沥干。冬笋嫩头切薄片，大白菜取菜心处的菜帮片。起油锅，炒冬笋白菜，把原先拌腰花的汤入锅，加入腰花翻炒几下，装盘上桌。

柳小茗穿一身粉红底的紧身羽绒背心，显得青春而又温雅。她吃着丈夫炒的脆嫩腰花，满心喜悦地说：“你以后少玩手机。李医生让我开心点，等生了大胖儿子，咱们好好过日子。”

四诊：2016 年 3 月 28 日。经治疗，柳小茗的月经已经恢复正常，B 超卵泡监测也有了正常排卵。基础体温显示双相曲线，不过上升迟缓，显示黄体功能不全。

继续服药治疗三个月，她的基础体温呈现双相曲线，上升良好。丈夫进行了精液分析检查，结果也正常。按理她应该怀孕了，但肚子还是没有动静，我看出柳小茗又有点沮丧，建议她去做输卵管碘油造影，如果输卵管有问题，就要更弦改方，调整治疗方案。

柳小茗说：“我从未怀过孕，不会有什么问题的，要不你就当有问题给我加点药吃就是了。”

我说：“不可以，估计病情与掌握病情不一样，一定要做一下造影。”

柳小茗无奈，在月经净后的第 3 天做了子宫输卵管碘油造影（HSG），读片结果不乐观，新的问题又出现了。

五诊：2016 年 6 月 28 日。柳小茗 HSG 造影读片报告示：子宫畸形，丫形子宫，双侧输卵管通而极不畅。

我仔细看了片子，认为她的子宫畸形较严重，丫形状较深，近似于双角子宫。输卵管虽显影，但盆腔内几乎无碘油可见，说明其输卵管阻塞严重。

柳小茗的眼泪扑簌扑簌朝下滚：“我的病怎么越看越严重了？怎么这个病刚去，那个病又来了，网上说输卵管阻塞无药可治，要么手术，要么做试管婴儿。”

我让她控制情绪，对她耐心说：“我治愈过无数例输卵管不通的病人，为此进行过动物试验，有临床科学依据，尽管不是 100%，但我觉得你还是有治愈希望的，只是不能心急，要吃药、配合灌肠治疗，甚至药渣外敷，要做好治疗一年的思想准备。”

她听后又懵了，说：“要这么长时间呀？我都 38 岁了，能否快些？”

我说：“这是治疗，不是工程可加班加点。如果你实在着急的话，可以双管齐下，一边服药，一边做试管婴儿。”

柳小茗心急如焚，觉得自己年龄不小了，再不抓紧时间怕今后更麻烦。不料打算中药治疗和试管婴儿同时进行的她，花了两个多月时间，找了上海几家做试管婴儿有名的专科医院检查咨询后，竟都被拒绝。没有一家医院愿意接收她！专科医院的意见是：你如果坚决要做，要先对畸形子宫进行手术，否则试管婴儿成功率无法保证。而且，即使做了手术，也不保证一定能怀孕。

柳小茗又害怕又失望，泪眼汪汪地回到龙华医院来找李教授，进了门诊室，忍不住地啜泣。

六诊：2016 年 9 月 8 日。末次月经 8 月 18 日，稍痛经，基础体温双相，苔薄，脉细。

我说：“你目前别无选择，只有‘华山一条路’，我们共同努力，按照我的计划继续服中药，做治疗一年的思想准备。不能催促、心急，慢工出细活，但愿奇迹出现。”

根据她既往的病状，又结合当前的身体情况，我按照经验方“峻竣煎”为主方（参见P42，“经验方——峻竣煎”）给她处方用药，并对她给予医嘱：①认真服中药，并配合灌肠治疗，同时服用穿山甲粉，每天5克；②继续测基础体温，以了解排卵情况；③避孕3个月，以防发生宫外孕。

七诊：2016年12月30日。就在三个月避孕期接近尾声时，柳小茗试孕竟然成功了。末次月经11月15日，12月29日测尿HCG（＋）。

特大喜讯，她喜出望外，多年夙愿，一朝实现！

虽然孕40多天出现阴道出血，中西药保胎期间又出现脚肿，但终在悉心呵护下有惊无险，柳小茗一直服中药到孕9个月。

等到足月，进行剖宫产，柳小茗生下一个健康活泼的男孩。

经验之谈

该病人前期月经不调，排卵不正常，黄体功能差而不孕。后期发现子宫畸形，输卵管不通而不孕。输卵管不通而致不孕应该做试管婴儿，为什么专科医院不愿接收她呢？一般而言，不论哪家医院，都希望其所做的试管婴儿成功率高。输卵管不通，精子和卵子不能正常结合，不能形成正常的受精卵。即便输卵管通，但若不畅，就像交通半阻塞一样，也会行动缓慢，使已结合成的受精卵不能及时（大约受精后第4天）到达宫腔而着床发育，此时还会有宫外孕的风险。

此外，病人子宫畸形严重，呈丫形状。子宫是容纳胎儿的“宫殿”，比较宽敞，现子宫由于畸形，使宫腔容积变小，一来受精卵着床位置受阻，二来受精卵成了胚胎后，其发育受限，也易致流产。所以专科医院让她先做畸形子宫的手术，使宫腔扩展，就像房间套间，把隔断墙打掉，扩大房间面积。但病人害怕、不愿手术，这也难怪多家医院不愿为她做试管婴儿了。

病人怀孕后，也是困难重重，先是先兆流产，阴道出血。予健脾补肾、养血止血、安胎固元方治疗，后期又出现下肢肿胀，脚肿明显，予健脾利水方，起到消肿的作用。西药加用黄体酮，一来补充孕激素，有利于胎儿的生长，二来黄体酮可使子宫肌松弛，活动力减弱，对外界环境的刺激反应能力降低，使子宫处于安静状态，给子宫安定的环境，可起到保胎作用。

柳某的病案有代表性，当然不是指子宫畸形，这是个案，而是说她整个就诊过程很有代表性。医生临证应仔细听完病人的病史叙述，认真看就诊记录、化验及诸多检查报告；有手术者看手术记录、病理报告及外院医生的用药等。分析梳理病史，找出不孕的关键。一次就诊不一定分析得完整，告之下次就诊时带全资料，取得病人的信任，使其坚持就诊检查。此外，应针对病人的病情制定方案，有治疗计划，告之不要有病乱投医，这样不利于治疗，应固定看一个医生，有的放矢，增加疗效。

病人怀孕成功后，保胎极为重要。有人认为，不良妊娠会在早期自然淘汰胚胎，这是对正常人来讲的；对于不孕病人，千辛万苦有孕，一定要重视保胎。运用中药保胎，有效而安全。有人认为，怀孕后服中药，以后孩子皮肤会发黑，这种说法并无依据，不能采信。

六、四次“人流”后宫外孕，六次试管婴儿失败

窗外，秋雨淅淅沥沥下个不停。

窗内，扑闪的睫毛下沁出一线凄艳的光，像打在窗玻璃上的几滴秋雨。瞬间，芳华之年的她憔悴之态毕露，神情凄惶，嗓音哽咽，眼睛里泪光点点，满含求助的氤氲。

“李医生，我已经做了六次试管婴儿，一次都没有成功，我还有怀孕的希望吗？”

她叫秋岚，今年才30岁，正当青春靓丽的芬芳年华，可此时她头发凌乱，憔悴不堪。

“结婚几年了？”我问。

秋岚伸手整理了一下额前一绺刘海，努力使自己的心情平静下来。

“我结婚5年了。以前做过4次人流，年轻时不懂事，一时冲动怀上孩子，不想要。等到结婚备孕想要生育，却又怀不上胎。经人建议去妇科医院做了输卵管碘油造影，提示右侧输卵管通而极不畅，左侧通而欠畅。”（参见P41，“进阶阅读”）

“输卵管不通需要治疗的。”我说。

“我们不懂呀，没有把这事放在心上，”诊室内的灯是冷色调的，这使她纤细的嗓音听上去像带着一层霜，“我们想试试能不能自然怀孕，没想到等查出怀孕，却被告知是宫外孕。去医院做手术，把右侧的输卵管切掉了。”

多次人流，加上宫外孕手术，秋岚已经身心交瘁。可为人母，毕竟是一个女人最基本的权利；绕膝承欢，是和谐家庭不可或缺的幸福。加上屋里屋外，人前背后，世俗偏见絮絮叨叨，婚后无子的精神压力让她终日无精打采，抬不起头来。听说现在科技发达，做试管婴儿成功率很高。急于求嗣的秋岚就拉着老公一次次跑医院，又是用激素促排，又是做B超监测，宫腔镜备孕、取卵、植入……没想到做一次失败一次，接连做了六次。秋岚什么苦头都吃过了，到头来还是竹篮打水一场空，自己肚子不争气，没能怀上孕。

“听说中医中药治疗不孕不育疗效很好，单位里有同事在您这里治疗后怀上宝宝的，”彻底铺陈了自己的心情，秋岚对我说，“所以，我也来了。”

我仔细看了秋岚带来的病史，询问了她近阶段的症状，给她做了妇科检查，然后对她说：“输卵管阻塞、宫外孕手术后一侧输卵管被切除，我这里有很多用中药治疗后怀孕的案例。如果你还想继续做试管婴儿，那么，中药调理也能改善女性生殖环境，促进卵泡发育，对提高试管婴儿的成功率也有明显作用。希望你放下包袱，配合治疗，争取早日怀上宝宝。”

病案摘要

病人月经14岁来潮，周期30～40天，经行4～7天，经量少，色黯，夹小血块。妇科检查：外阴已婚式，阴道无异常，宫颈轻糜，子宫后位，正常大小，活动，附件右侧增厚，压痛(一)。

病人身处而立之年，因先天禀赋不足，素体虚弱，又叠经流产，伐肝伤肾，以致头晕脑涨、腰膝酸软、经期腹痛、经行延后、月经量少、带下清稀，舌苔薄，脉细，呈现一派肾虚征象。中医认为其肾气不充，精不化血，冲任匮乏，胞脉失养；加上肾亏精少，血流缓慢，瘀血乃成，致有癥瘕积聚、囊肿梗阻。五次孕胎以流产告终，六次试管助育依然胎孕不受。盖“妇人无子，率由血少不足以摄精也，必调补阴血乃可成胎”，治疗从补肾荣络以养血着手，通络固元以益肾精。

我说：“你因多次流产耗气伤血，胞脉失养，加上瘀血阻络，以致胎孕不受。我认为属于脾肾两虚、气血不畅的证候，中医诊断为不孕症；西医诊断为继发不孕症(输卵管阻塞、黄体不健)。我给你用健脾益肾、益气养血的方药，包含白术、紫石英、菟丝子、香附、鸡血藤等中药。”

对秋岚来说，测量基础体温以观察月经周期排卵及内分泌状况是非常重要的。我指着诊察桌上备有的测量基础体温的注意事项及记录样本，对她说：“你用手机拍一下照，回家照着上面的说明及样本做。”

秋岚服药后，症状有所好转，头昏腰酸症状减轻，基础体温也由原来的单相平直变为坡状起伏，虽然双相不明显，但较前有进展。复诊时，我针对病人输卵管炎症梗阻的情况，为其加入清热解毒、活血通络的药物，如三棱、莪术、红藤、败酱草、水蛭、地鳖虫，医嘱其另服穿山甲粉，每天5克，草药二煎时多煎出150毫升，保留灌肠。

经过一段时间中药调理，秋岚感觉体力明显增强，脸上肤色也由原来的枯涩变得红润光滑，夜间睡眠正常，除稍有腰酸外，已无其他不适，一切均正常。每月如期行经，经行四天，色红，稍有血块，略感痛经，测基础体温双相，且每月期中基础体温上升良好。

这天下班回家，老公对秋岚说：“你中药吃得差不多了，身体也恢复了，打算什么时间再去取卵？”

秋岚突然忍不住一阵涌吐，惊得老公一跃而起，赶紧递过毛巾，问：“身体不舒服？吃了什么不干净的东西吗？”

秋岚面露羞色，对老公说：“我怕是已经有了。”

还没有去取卵移植，怎么会有喜呢？中药有这么神奇吗？秋岚的老公先是根本不相信，回过神来，连忙对妻子说：“家里有试纸吗？马上测一下！”

“我已经测过了，自测怕不准，你明天请假陪我去医院检查吧。”

第二天，秋岚在医院检测HCG 81.1 IU/L，P 25.2 nmol/L，E_2 471.0 pg/ml，在经历过5次流产、6次试管种植都失败后，通过中药调理，秋岚竟然成功地自然妊娠了，顿时让小夫妻喜出望外，笑逐颜开。

秋岚2017年12月19日到龙华医院初诊，2018年7月17日月经第39天被确诊怀孕，经三个月中药保胎治疗，孕6个月随访，胎孕发育良好。

2019年新年伊始，专程到医院向李教授表示感谢的秋岚已到孕中后期。她虽体型略显富态，却已没有初诊时的委顿，浑身焕发幸福的光彩。

经验之谈

输卵管位于子宫阔韧带的上缘，内侧与宫角相连通，外端游离，与卵巢接近。根据输卵管的构造和功能，由外向内分为输卵管漏斗、输卵管壶腹、输卵管峡部和间质部。精子从子宫腔进入输卵管后，由于受雌激素的影响，峡部内膜分泌增加，输卵管蠕动推动精子由子宫角向输卵管壶腹部移动。而当卵巢排卵后，由于输卵管伞端的捡拾作用，卵子被迅速送至壶腹部。输卵管液在输卵管的狭部流速较快，而在壶腹部的流速则很慢，以创造适宜环境，使卵子和精子结合为受精卵。之后受精卵继续停留在输卵管内发育分裂，并在孕激素作用下，借助于输卵管的蠕动性收缩和纤毛的摆动，向子宫腔运行。

输卵管的通畅是受孕必不可少的主要条件之一，输卵管不通一般有三种类型：一是双侧输卵管完全不通，且病损严重；二是输卵管闭塞不通，但损坏程度比较轻微；三是输卵管通而不畅。

中医认为，输卵管梗阻的形成原因包括情志抑郁、肝郁气滞、气滞血瘀，或经行产后将息不慎、感受寒邪、寒凝血瘀；或素体虚弱、气血不足、血流缓慢、易瘀阻滞；或房事不节、损伤肾气、肾虚瘀阻；或人流、宫外孕手术创伤，冲任受损、血不归经，瘀阻脉络而继发不孕。本案病人即属于后一种。

本案病人治疗所用为助黄汤、峻竣煎等，均为我临床治疗黄体不健和输卵管不通的经验方。其中，生熟地(各)、当归、川芎、鸡血藤补血行血，调理冲任，充养血海；黄芪、党参、白术、山药、黄精益气健脾，化精生血；苁蓉、菟丝子、补骨脂、锁阳、石楠叶温肾助阳，治下焦虚寒，温营血冲任；诸药配互能起到峻补气血，滋养冲任的作用，对屡受药物手术创伐的机体有恢复体力、促进健康、调节生殖内分泌的良好作用。之后再加入明朝吴昆《医方考》中的龟鹿二仙膏，龟鹿为血肉纯厚之品，可通补任督二脉，益肾填精，补益人体精气神。病案中的峻竣煎祛瘀通络，尤其加一些虫类药如水蛭、地鳖虫、穿山甲等效果明显。

如此治疗三月余，病人日常生活起居正常，食欲增进，二便通畅，月经每月来潮，无腹痛、腰酸症状，基础体温显示双相，情绪也由初诊时低落沮丧恢复到年轻初婚时的乐观开朗。由于思想上放下包袱，终于在六次试管婴儿失败后，经中药调理自然怀孕。

七、破镜重圆

层层叠叠的楼房屋顶，在落日的余晖下近乎熔解地流淌着道道光焰。窗外人来人往的街道，缤纷诱人的商店，下班的人、车潮水般地一波波涌过，交通堵塞，人声鼎沸。

室内是半旧不新的家具，电器和玻璃器皿上落着灰尘，摆设有点凌乱，随心所欲，令喜欢整洁和干净的人看了心中不适。

郁敏躺在床上睡觉，床前是一排书柜，窗外泄入的光线都被堆着的书挡住了。

电视屏幕上转换着色彩斑斓的图像，形形色色的"钢铁侠"伴着"嘀嘀嘟嘟"的怪响从四面八方出现，王春光精神抖擞地操纵着游戏中的激光炮沉着应战，射击声、爆破声不绝于耳。

郁敏鬓发散乱，睡眼惺忪地出现在他的身旁，一脸厌恶。

"你还有完没完?"

王春光眼睛盯着电视屏一阵欢呼："我破纪录了！"

郁敏拿起遥控器，一把把电视关了。王春光怒气冲冲过来夺，与挺身阻拦的郁敏扭作一团。王春光把郁敏猛地推开，郁敏一个趔趄跌坐在沙发上，再跳起来时已经气急败坏："你现在都敢打我?"

"休息天就知道睡觉，什么事都不做，你还是个女人吗?"王春光终于发作。

"都什么年月了，谁规定家务一定是女的做的？你是娶老婆还是娶个佣人呀？哪家男人一天到晚就知道玩游戏？这日子没法过了！"

"我就知道玩游戏？我一天到晚在外忙，累得半死，挣钱养家……靠你那点钱能过好日子吗?"

"我昨天值夜班，你不让我安静休息，还说我的钱不能过日子？这话是男人说的吗？不想过离婚就是！"

"威胁谁呀？结婚这么多年都没生一个儿子，离婚就离婚。"王春光看着郁敏一脸不屑。

"这话是你说的，你可别后悔！"

天已经完全黑了，位于楼顶的二居室房内灯火通明，曾经精心布置过的房间陈设，已经被翻得凌乱不堪。地上一片狼藉，散落着被扔的纸片、内衣、旧书、袜子，郁敏和王春光正在认真地分家，各自不停地把归为自己的那份家具电器往房间自己的一侧搬。

窗外下着瓢泼大雨，郁敏拿着一把剪刀，从一本相册里抽出对方的照片，递给王春光。看到两个人合影的照片，便一剪为二，各取一半。

"你是不是外面有人了?"郁敏问。

"离了婚，这是迟早的事，你就不用费心了，"他把梳妆台上的两本《离婚证》拿走一本，"现在我就算自由了？再找女朋友就不受道德约束了?"

墙上曾经挂二人结婚照的地方留下一片清晰的阴影。

郁敏关掉煤气上的火，把炒锅里的蔬菜舀入案台上一只精致的瓷盆里。案台上另一个瓷盆中盛着几尾煎好的鱼。她放下炒锅，解下围裙，端着两盘菜走出厨房，把菜放在窗前的圆桌上，从桌上饭锅里盛了一碗饭，坐下吃饭。门锁“嗒”地一响，房门被轻轻推开，王春光闪了进来，返身掩上门，他环顾了一下四周，大大咧咧地看着餐桌说：“菜不错呀，挺会过日子的。”

郁敏抬头白了他一眼：“你怎么不敲门就进来了？这里已经不是你的家了，私闯民宅是要负法律责任的。”

“龙华医院李祥云教授专治不孕症，我替你挂了他的特需门诊号。”

“你这是不是有点多管闲事了？早干什么去了？现在我们都离婚了，你却让我去看不孕症？”

“你还年轻，离了婚还得嫁人，先把病治好，然后再找个如意郎君，生儿育女好好过日子。别再像我们以前那样，把大好青春都给耽误了。”

王春光一边说，一边跑到电饭煲前给自己盛饭，不客气地抄起桌上的筷子，埋头吃饭。郁敏瞪大眼睛生气地看着王春光。

王春光一脸无赖地说：“吃你一碗饭怎么啦？好歹我们是一起生活了多年的‘革命同志’，这点友爱互助精神都没有？”

“这是我的筷子，你怎么用我的筷子？”

病案摘要

初诊：2017年6月12日。

郁某，结婚8年未避孕而未孕。平时腰酸，经前加重，脾气不好，烦躁易怒，经行乳胀，带下量多，色淡黄，质黏稠，大便干结，二三日一行。2017年5月21日曾在外院做输卵管碘油造影（HSG），提示双侧输卵管通而欠畅。血检抗精子抗体阳性，抗子宫内膜抗体阳性，苔薄黄，脉沉细小弦。月经史：12，7/35，量中，色红，无血块，无痛经，末次月经2017年6月2日，现月经已干净2天。

我替郁敏做了妇科检查，见：阴道无异常，宫颈轻糜，子宫后位，正常大小，活动度欠佳，两侧附件均有轻度触痛。

“我没有得过盆腔炎，也没有下腹部手术史，可是结婚8年没有怀孕，去过多家医院，中药、西药都试过，一点用处都没有，现在已经34岁，还有希望吗？”郁敏的眼睛有点湿润。

“目前育龄夫妇中患不孕症的比例约占1/10，而输卵管因素致不孕者约占不孕总数的23.3%。引起输卵管不通的原因很多，但也有约20%检查不出具体原因，”我解释说，“你34岁，对生育年龄来说，确实是偏大了，不过不是没有希望，认真服药，还是有怀孕希望的。”

我一边向学生口授处方，一边告诉郁敏：“我给你用的中药有活血化瘀的三棱、莪术、丹皮、丹参、水蛭、地鳖虫，清解软坚的夏枯草、金银花、生甘草、忍冬藤、红藤、石见穿，还有专通输卵管的穿山甲粉。服汤药的同时，保留灌肠。”

“第二次煎中药时，多煎出150毫升，保留灌肠。”在一旁抄方的学生补充道。

我又提醒郁敏每天测基础体温，观察卵巢功能与排卵情况。另外，治疗输卵管梗阻(参见P41，“进阶阅读”)一般要求在服药期间先避孕三个月，以免发生宫外孕。

“我已经离婚了，不谈避孕了。”郁敏说。

天色渐晚，临街的高楼大厦灯火亮起，雪亮的名牌汽车川流不息，马路上人头攒动，到处是“租房到期”“打折酬宾”“血本优惠”的商家店面。

王春光骑着助动车，逆向行驶，七拐八弯，抄近路把车停在小区。他拎着大大小小的塑料马夹袋进入楼内，乘电梯上楼，摸出钥匙开门，居室内聚积的阳光像一槽水决口，一下子涌出。

郁敏正提着热水瓶，准备冲塑纸盒里的方便面，王春光突然进来，把她吓一跳。王春光满不在乎地把手里拎着的马夹袋一股脑塞到郁敏手里：“累死了，幸好有电梯。”

郁敏：“你买这么多东西做什么？”

“吃呀，让你增加点营养，”说话间，王春光撸起袖子，拿盆拿碗忙活起来，“今天我给你露一手，我刚上完一个三级厨师的上岗学习班，还没来得及实践操作。”

郁敏拿起毛巾，擦去王春光满头满脸的汗水：“我说你得把我房门的钥匙还给我，要是我男朋友在，你这样闯进来，多不合适。”

王春光问：“你有男朋友了？几时带来让我‘瞻仰瞻仰’。”

郁敏不理王春光，王春光却叫住她：“你把黄瓜皮削了，还有土豆，你这样不行，得系上围裙。”王春光从衣架上扯下围裙，让郁敏转身，从后面帮她拦腰系上，扎紧，打结，推着她到水池前帮着收拾瓜菜。

王春光找不到第二条围裙，干脆脱了衬衣，光着膀子，一手按着案板上活蹦乱跳的鱼，一手在空中乱抓着嚷：“菜刀呢，你把刀放哪里了？”

郁敏递过菜刀时，王春光突然问：“你去龙华看过几次特需门诊了？”

郁敏说：“8月7日看第二诊，基础体温双相，大便通畅，白带清，稍带白色；11月7日第三诊，基础体温双相，李教授说上升良好，他还给我做了妇检，双侧附件已经没有压痛，说这是好现象。第四次你陪着去的，血检双抗阴性，通液显示双侧输卵管通畅。医嘱可以根据基础体温选择排卵期性生活。”

王春光一边煎鱼，一边循循善诱：“那你得抓紧呀，不是有男朋友了？如果人还可以，就赶紧结婚，别再错过时机。”

“你放心，我一定抓紧时间，到时候请你来喝我的喜酒。”

提到酒，王春光突然想起：“你家有酒吗？烧鱼的料酒，没酒鱼会有腥味。”

2018年2月，郁敏在龙华医院李教授特需门诊检测早孕，看到血检报告，一位抄方的学生问郁敏：“你不是离婚了吗？”

紧随身后寸步不离的王春光说：“我们已经去民政局办理了复婚手续，现在是合法夫妻，而且是婚内怀孕，不是未婚先孕。”

随访到年末，郁敏顺产男婴，母子健康，一家欢谐。

经验之谈

随着生殖免疫学研究的进展，目前认为免疫性因素也是不孕的一个重要原因。中医认为，输卵管不通多与瘀阻有关，治疗多以化瘀通络为主，免疫性不孕治疗多以清解通络为主。分析本案，病人证属肝郁肾虚瘀阻型，肝肾不足，精亏血少，气滞血瘀，冲任失调，故治疗以清解通络、益肾疏肝为主，配合灌肠，内外合治，药到病除。

八、“慷慨”的老同学

刚下过一场雨，碧空如洗，雨后骄阳从层层飞絮的白云间破隙露脸，迸射出璀璨绚丽的粗大光束。街上行人熙熙攘攘，人群在湿漉漉、映着日光的晶亮街道上摩肩接踵，川流往来。

黄淑英从一家妇科医院走出来，穿一件粉红底、胸前钩花的短袖套裙，腰间松松地系着条黑羊皮宽腰带，头发的上方用与裙子同样质地的黄色发带扎住，很洒脱地披散在肩上。

胖胖大大、西装革履的林方从凯迪拉克的座车走出，踏上街沿几步，微笑着注目步履匆匆的黄淑英。黄淑英眼看着公交车徐徐靠站，赶紧走几步，与林方擦肩而过。

林方开口唤她，黄淑英回头，感觉对方的目光有点暧昧。

“不认识我了？”林方朝她伸出手，“我是新兴中学三班的，你是二班的？咱们是同学。”

“一点没有印象。”黄淑英腼腆地回过身，礼貌地与林方握手。

“你是不会对我有印象的，可是我一直记得你，你当时是校体操队队长，校运会上自由体操表演非常出色，你还在全市中学生运动会上得过冠军。你现在还从事体育工作吗？”

“早不做了，我在一家公司当财务。”

林方掏出一个精制的名片夹，用食指和中指夹出一张递到黄淑英面前：“我就在对面的大楼里上班，有空请过来坐坐。”

“总经理，可以呀。”

“今天能遇到老同学特别高兴，上次校庆我还专门打听过你，听说你也去了，可是与你失之交臂。茫茫人海，同学一场，也是缘分，别后重逢，恍然如梦。”

林方从西装口袋里摸出一个信封，递给黄淑英：“一点小意思，云南七日游，和你先生一起玩玩，散散心。”

“不不，这不好意思，心领了，谢谢老同学。”

林方抽出信封里的请柬，指着上面印的“赠券”两字说：“这是我们公司搞的免费活动，一定请老同学赏光。”

旅行归来的黄淑英戴上旅行时买的玉佩、手镯，对着镜子顾影自怜。

“老公，我好看吗？”她旅游回来新做了头发，在透进窗户的阳光辉映下，淡妆清纯，楚楚动人。

此时响起敲门声，开门见是西装笔挺、手拎皮包的林方。见到登门来访的林方，夫妇俩忙不迭要道谢，要知道这次不光旅游是免费的，连玉佩、手镯也是老同学关照免单的。落座后的林方却既不看黄淑英胸前的玉佩，也不关注她手上的玉镯，开口就问：“你们结婚几年了？还没有孩子吧，打算什么时候要孩子？”

黄淑英有点尴尬，仰脸看老公李阳，不知道怎么回答。林方接着又问：“你有盆腔炎？你不孕是因为输卵管梗阻？”

黄淑英不解地问：“你怎么都知道？”

“你 2018 年 10 月在我们公司对面的妇科医院做子宫输卵管碘油造影，提示‘双侧输卵管粘连，重度盆腔粘连’。2018 年 12 月 3 日做了‘盆腔粘连分解术和双侧输卵管伞端扩张成形术及双侧输卵管插管通液术’，现在情况还好吗？”

黄淑英和李阳面面相觑。这些女人的隐私，老公都不一定知道得这么清楚，老同学林方居然能娓娓道来，连日期、数据都精确无误。

林方从皮包里取出一叠打印精美的资料，说：“我们公司是专门营销妇女保健用品的，聘请上海妇科名家作为顾问，并由此得到妇科病人的相关信息，我对老同学当然特别关注。这是你的病史资料和我们专家的建议。”

“医院流传出这些病人隐私，是不合法的。”照顾妻子老同学的面子，又碍于曾经获得的“免费”好处，李阳话说得比较含蓄。

“为人民服务，我们的出发点是好的，”林方紧接着又从包里取出一个套装的礼品盒，“这是按照专家会诊和综合分析，专门为你定制的保健品，你先试用一个疗程的药，祝二位早生贵子。”

林方的礼貌和热情不容人拒绝，黄淑英给老公使了个颜色，客气地说：“谢谢老同学，多少钱？”

“免费的！”

“这不好，太让你费心了，去云南已经让你们公司破费了，这次绝对不能免费，如果你不收钱，我们就不要这保健品。”李阳站起身，态度很坚决。

“老同学用点保健品，肯定是不收费的，”林方说话慢条斯理，不急不躁，“这样吧，用了之后，感觉有疗效，就请老同学过来，做个视频采访，让更多的妇女朋友得到实惠，宣传下凡医院看不好的妇女疾病，用了我们的保健品都能恢复健康。”

“不行不行，我不会做视频，对着镜头我话也说不出来。”

“视频很简单，你只要喝一口公司的保健品，对着摄像镜头说：我怀孕了！真是‘金杯银杯，不如妇女们的口碑；金奖银奖，不如姐妹们的夸奖’。”

林方随即取出一个红包，放在沙发前的茶几上：“这是视频采访的劳务费，一点小意思，不成敬意，二位生了宝宝一定请我喝满月酒。”

吃了一肚子保健品，仍然没能怀上孩子的李阳、黄淑英夫妇经人介绍，到龙华医院预约挂号，求助于我。我在问诊检查之余，仔细了解病史，才得知上述遇到“慷慨”老同学的经过。

病案摘要

黄淑英25岁，结婚两年，初诊2019年2月25日。

除了做过输卵管碘油造影和腹腔镜治疗，2019年2月4日，B超检查显示：子宫38 mm×38 mm×32 mm，内膜5.6 mm，右卵巢27 mm×26 mm×23 mm，左卵巢29 mm×27 mm×26 mm，双侧卵巢内均见多个小卵泡，最大约10 mm×9 mm×7 mm，后穹窿见77 mm×48 mm×41 mm，无回声区。提示子宫小，双侧卵巢多个小卵泡，盆腔包裹性粘连。

“平时月经还准，有时小腹隐痛，两乳作胀，同房后小腹酸胀略痛，排卵期白带较多，黏稠，基础体温双相，现在月经快来了，胃口可以，大小便也正常。”黄淑英对我说。

看了舌苔，诊过脉象，我对她说：“根据你目前的体征和检查报告来看，属于肾虚肝郁、气滞血瘀，上个月月经1月27日，马上就要来月经了，我先给你开疏肝理气、活血通经的中药。月经的第2～4天去测血生殖内分泌，下次来我给你做妇科检查。看检查结果，再采取相应的治疗。”

电视屏幕上，一个名气很响的演员在做一种药酒的广告。三七、鹿茸、冬虫夏草、藏红花……各种名贵的中药不断亮相，一群恢复了健康的老年人齐声欢呼，奔走雀跃。习惯坐在沙发上开着电视看当天报纸的李阳昏昏欲睡，报纸好几次从他手里掉落到腿上，又被重新拾起。

“早点睡觉吧。”黄淑英一边催促丈夫，一边用遥控器关闭电视。看到丈夫站起，她问：“我在吃李教授的中药，之前的妇科保健品我到底吃还是不吃？”

“先不吃吧。网上说保健品属于食品，保健品要能治病，还要医生做什么？”

二诊：3月4日。

黄淑英末次月经2月6日至3月2日，量中色黯，无血块，乳胀减轻，无痛经，略腰酸，苔薄，脉细。月经第三天，测血生殖内分泌显示：LH 3.1 IU/L，FSH 2.0 IU/L，E_2 935.5 pmol/L，P 2.7 nmol/L，T 0.3 nmol/L，PRL 446.5 mIU/L。患者感觉神疲乏力，腰膝酸软，嗜睡，忧郁，苔薄白腻，脉细。我给她做了妇科检查，与B超的显示相同，子宫偏小，而且双侧附件有轻度压痛。

我对小黄说：“目前辨证，你属于肾亏瘀阻，肝郁气滞，脾虚湿盛证候，我给你用温肾祛瘀、疏肝解郁、健脾化湿的中药，同时口服穿山甲粉，中药二煎时多煎出150毫升保留灌肠。服药后身体症状相应地会有所改善，同时每天坚持测基础体温，治疗三个月后，按照基础体温显示的排卵时间同房。”

时间过得很快，不知不觉已过去半年。这半年，黄淑英每两周来一次龙华医院复诊，坚持服中药治疗，按医嘱认真配合治疗。

2019年8月27日，复诊基础体温高相已经25天，接诊的助手让她先去测血检，结果显示HCG 7 219 IU/L，再做B超见到孕囊。我对黄淑英说：“恭喜你，已经怀孕了！我给你用补肾清热安胎的药，继续测基础体温，一般要保胎到三个月，无特殊情况才可以停药。”

煤气上炖着保胎的中药，李阳对妻子说：“咱们几时去看看你的老同学，怀孕了，保健品还给他，让他送给更需要的人吃吧。”

黄淑英沉默了半天，这才对李阳说：“我去过林方公司了，办公室已经关闭，门上贴着销售伪劣商品被查处的公告。”

“啊？那他给的红包怎么办？还有在云南免单的玉器？”

“红包我想微信转账还给他，可是他的微信已经注销。我按照同学通讯录上查到的地址，把玉器快递过去，结果被退回来。快递小哥说没有这个地址，更找不到这个人。”

经验之谈

病人初诊时即已被明确诊断为双侧输卵管粘连，盆腔重度粘连。以后虽施行了盆腔粘连分解术、双侧输卵管伞端扩张成形术、双侧输卵管插管通流术，但仍未能受精怀孕，而手术造成的二次损伤也不能忽视。中医认为，热盛于内，与瘀血相结，病久及肾，病久成瘀，肾亏瘀阻，胞脉不通，两精不能相搏而不孕。治疗应用清热解毒，活血化瘀，补肾散结。月经期则疏肝理气，引血下行，随症加减。治疗半年，药证相符，终于开花结果，受孕有子。

另外，有病必须去医院接受正规治疗，不能轻信广告，更不能用保健品代替药物。

九、唐山大地震的启示

1976年7月28日，中国发生7.8级强烈地震，震中在河北的唐山。

一场惊天动地、山崩地裂的自然浩劫之后，路面坍塌、河道堰塞、风雨肆狂、人命危浅，到处是断壁残垣、废墟瓦砾。第一时间赶到现场的人民解放军战士临危不惧，奋不顾身，舍己救人。风雨兼程紧随其后来自各地的医疗救护队，在余震不断的废墟上支起临时帐篷，不分白天黑夜，抢救重危，呵护生命。

地震是自然现象，世界上还无预报方法，其破坏性极强。人处于大自然环境中，某些自然现象可相类比于我们日常生活中的一些情况，中医有一个术语称之为“取类比象”。当年参加唐山大地震救援的上海医疗队中，有李祥云教授的身影。他在现场观察到，地震初始之时，地面上下震动，随之而来大雨滂沱，雨水渗透了房屋建筑之后，地震余震不断，地面又左右晃动；原先被震松动的房屋建筑，随着左右晃动，加上雨水的冲刷渗透，哪怕再坚固的框架结构也会毁于一旦。

李教授由此得到启发，联想到女性某些疾病，也可以参照此自然现象进行治疗。临床遇到女性疾病中癥瘕一类顽固性疾病，如子宫内膜异位症、子宫腺肌症、子宫肌瘤、输卵管阻塞等，所用破瘀散结类剧烈猛攻之中药，如三棱、莪术、地鳖虫、水蛭，有搜剔通络功效，就类同地震中的上下震动、地动山摇，对女性腹腔中出现的胀、痛、满的癥瘕结块起到动摇根基的作用；而软坚散结的威灵仙、象贝母、夏枯草，治疗中类同地震中左右晃动的态势，使经过震动、根基不固的癥瘕结块再受重创；在此基础上，再治以活血利水中药，用茯苓、车前子、桃仁、红花，类同于地震中的大雨，虽然力度冲缓，但以柔克癥，能够使癥瘕得到彻底消解。

这种通过直观的类比及象征形式，以把握和认识对象世界相互联系，进而用来指导中医临床实践的思维方式被称之为"取类比象"。

转眼四十多年过去了，李教授用"取类比象"方法治疗了无数妇科癥瘕病例，均取得良好疗效。

病案摘要

陆新玲 30 岁。结婚两年，曾经有过一次人流史，丈夫生殖功能正常，夫妻正常性生活，未避孕却没有怀上孩子。

2017 年 9 月，陆新玲曾在妇科专科医院做子宫输卵管碘油造影(HSG)，读片显示：双输卵管不通，左侧膨大积水；2017 年 9 月的 B 超显示：左侧输卵管腊肠样改变。同时测得抗子宫内膜抗体阳性，曾接受抗生素治疗，没有见到疗效。

2017 年 12 月 7 日，来自杭州的陆新玲来上海看我的特需门诊。

"平时经常下腹坠涨隐痛，精神不振，疲劳乏力，睡眠饮食好好坏坏，大便有点干。"陆新玲对我说。

我看了她的舌苔脉搏，问其月经史，对小陆说："根据你的病史和初步检查，除了输卵管积水，免疫抗体阳性，估计还有慢性盆腔炎史。你进检查室，我替你做妇科检查。"

妇科检查显示，子宫的大小和活动度都正常，但右侧附件增厚，有触痛，左侧触及一包块，大小 4 cm×5 cm。

我说："你的病属于瘀血积聚，胞脉阻滞，湿热内蕴，冲任失调，中医称为癥瘕，治疗有一定难度，也有一个过程，需要耐心，坚持服药，才能逐步进展，取得疗效。"

我除了让陆新玲口服清解逐瘀、利水通络中药外，让其同时口服疏通输卵管的穿山甲粉，另以中药保留灌肠，嘱其："每天测量基础体温，观察卵泡发育与排卵情况，以后我再告诉你怎么按基础体温提示的排卵日期同房备孕。"

浙江九溪，倚屏风山，临钱塘江。

梅雨季节，春水泛滥，道路小桥被涨满的溪水淹没，屏风山终日锁在烟雨朦胧中，织锦般的油菜花也翠生生、湿淋淋的。即使空中无雨，林中树下也无时不飘萦着细密的水丝、氤氲的雾气。

陆新玲穿着红色的雨靴，打着红色的尼龙伞，鬓上挂着晶亮的水珠，走在逶迤的山路上。山坡两边均是郁郁葱葱的茶园。

"这一带就是闻名遐迩的龙井上品——狮峰龙井，国内国外销售火旺。你看，"她对走在身后的老公说，"村里原来的老房子都翻建成了欧式的别墅。"

"结婚后，第一次看你这么开心。"

来杭州旅游，品龙井茶，吃西湖醋鱼，夫妻俩感觉很惬意。

“吃了李教授的药，我的精神好多了，不仅睡眠、饮食都正常，腹部隐痛不适也一点点好起来。”

“我们之前去过多少医院，都说输卵管积水治不了，一定要手术。”

“免疫抗体阳性也是件麻烦事，”陆新玲指着雨后丰茂饱厚、绿草如茵的山坡说，“李教授说，用活血药治疗我的病，就等于用雨水冲淋，把泥巴碎石都冲刷干净，恢复天然环境，种子就能生根发芽，茁壮成长。”

二诊：12 月 27 日。基础体温双相，神疲乏力好转，偶有腰酸，小腹胀痛，乳胀，月经将行。舌红，苔薄，脉细弦。

“月经期主要用疏肝理气活血调经的药，让你内膜顺利脱落，经血充分排出，月经后再补肾养血，促进卵泡发育，正常排出，争取与精子顺利结合，孕育成胎。”我对小陆说。

“我现在体温双相了，可以试孕吗?”

“你的输卵管阻塞，需至少连续治疗三个月以上，到时再看具体情况备孕，不能急于求成，要预防宫外孕。”

陆新玲听我的话，认真服药，连续治疗三个月后复诊，经行腹痛、腰酸、乳胀等症状已基本消失。B 超显示双侧输卵管通而欠畅，腊肠样改变尚未消失，但较前有明显改善。抗子宫内膜抗体仍是阳性，医嘱其继续避孕、接受治疗。

转眼已经是 2018 年的春天。清晨起来，陆新玲推开窗户，一片金黄色的阳光扑面而来。小区绿地，浓密的枝叶上有一层薄薄的白雾，鸟在头顶飞过，可以听到飞鸟在空中振翅飞翔的声音。晨光和着清丽婉转的鸟鸣，让人感到精神振奋。看到横卧在天边绚烂耀眼的彩霞，陆新玲的心情沉浸在一片憧憬中。

令她喜出望外的是，这次的输卵管碘油造影显示“双管已经通畅”。她马上赶到龙华医院，跟前台护士磨叽了半天，总算加到了李教授的号。李教授看了报告也很高兴，告诉她，中药治疗已经见效，可以试孕了。

2018 年 8 月 17 日，从第一次 2017 年 12 月到龙华医院李祥云特需门诊初诊至今 8 个多月的治疗，陆新玲的基础体温上升 19 天，测 HCG 阳性。李教授让她继续保胎治疗 4 个月，之后 B 超显示胎儿发育正常。

经验之谈

输卵管梗阻，尤其是输卵管积水多与炎症感染有关，是瘀血阻滞、脉络不通所致，治疗以清解祛瘀、逐水通络为主。病人有腹坠痛、神疲乏力、夜寐欠安等，故治以清解祛瘀、逐水通络，同时注意呵护胃和肾，方用峻竣煎加减治疗。

输卵管积水是临床难治之症，较单纯性输卵管不通更难治，即便是试管婴儿，也将该病列为不易成功的范畴。施行试管婴儿时，往往将双输卵管结扎，以防其伤及胚胎而流产。

这些病人孕后的保胎治疗极为重要，也是孕育成功的关键。这类疾病治疗周期较长，故要求病人持之以恒，树立战胜疾病的信心。治疗期间保留灌肠，是有效的辅助方法，药物通过肠壁吸收，促进局部吞噬细胞的增加，有利于输卵管积水的吸收。

以“动摇根基”“松动癥结”“消散化解”三步治疗妇科癥瘕多获疗效，陆新玲是其中较典型的一例。

进阶阅读（关于输卵管）

1. 输卵管的形态和功能

输卵管左右各一条，是细长弯曲的管道，位于子宫阔韧带上缘内。输卵管内侧口与子宫底的角部相连，外侧端游离呈伞状，与卵巢相邻近，全长8～14 cm。根据输卵管的形态，自内侧与子宫腔相连接、细的近端部分起，至外端粗的游离的伞端部位，分为四部分。近端与子宫腔相连处称为间质部，是管腔最狭窄部分，长约1 cm。在间质部的外侧，细而较直，管腔较窄，称为峡部，长2～3 cm。再向外侧管腔宽大、弯曲，皱襞很多，长5～8 cm，称为壶腹部，该部位经常是受精的地方。最外端又称远端，为游离状，呈须状、细伞状，也称为伞端；该部位的须状，如指状突起，起到“拾卵”的作用；该部位长1～1.5 cm，开口于腹腔。

输卵管平时可以由远端向近端蠕动，其机制是由输卵管生理结构所形成的。输卵管由三层所构成，外层为浆膜层，很薄，实际是为腹膜的一部分。中间为平滑肌层，有收缩功能，起到协助“拾卵”、运送受精卵的作用，同时还能阻止宫腔内的感染，以及防止月经血逆流入腹腔而起到防扩散与感染的作用。

2. 最常见的不孕症——输卵管梗阻

导致不孕症的临床常见病种有：输卵管梗阻，输卵管不全梗阻，结核性输卵管炎，输卵管炎，盆腔炎，子宫内膜异位症，子宫肌瘤压迫及卵巢囊肿压迫的假性输卵管梗阻等。其中以输卵管梗阻最常见，其常见病因与病理如下。

病原体感染：在经期或月经将临、人工流产后、产褥期性交，链球菌、葡萄球菌等病原菌由阴道而上行感染，经子宫到输卵管，引起输卵管炎，致输卵管梗阻。

人工流产因素：人工流产、手术不洁可致感染，有的细菌感染可致发热、腹痛，有的感染支原体可致无发热性炎症，引起输卵管炎，致输卵管梗阻。此外，人工流产时子宫内膜进入输卵管，可形成子宫内膜异位症，也会致输卵管梗阻。

盆腔炎症：急性、慢性盆腔炎或阑尾炎，或其他炎症，由于炎症的蔓延波及输卵管而致输卵管梗阻。

子宫内膜异位症：子宫内膜组织异位在输卵管内生长，引起输卵管梗阻。

生殖器官结核：生殖道结核可侵犯输卵管，破坏输卵管的结构，使输卵管功能受损，甚至造成输卵管梗阻。

假性输卵管梗阻：由于盆腔内有较大的卵巢囊肿，或较大的子宫肌瘤压迫输卵管，使输卵管呈现假性梗阻。

其他：由于病人精神过分紧张，使输卵管痉挛；或暴力性交刺激，引起输卵管痉挛、扭曲，而致假性输卵管梗阻。

西医治疗输卵管梗阻的常用方法包括：子宫输卵管通液术或通气术，输卵管插管造影术，腹腔镜手术，抗生素治疗，试管婴儿等。物理疗法可采用短波透热疗法、微波疗法、红外线疗法等，主要针对盆腔炎所致输卵管梗阻的病人。

中医认为输卵管梗阻的形成是：经行、

产后将息不慎，感受寒邪，寒邪入侵，寒凝血瘀在胞脉（输卵管）致输卵管梗阻；或素体虚弱，气血不足，血流缓慢，易使瘀血阻滞于输卵管内；或房事不节（或不洁），损伤肾气，肾虚精少，血流不畅而致淤阻；或人工流产，或妇产科的某些手术创伤，如盆腔脓肿、子宫内膜异位囊肿等致冲任脉受损，血不归经，淤阻胞脉、脉络，伤及冲任而致输卵管梗阻。中医常用方剂有血府逐瘀汤、少腹逐瘀汤，大黄䗪虫丸、经验方峻竣煎等。

3. 经验方——峻竣煎

峻竣煎是我根据数十年的临床观察，总结创立的经验方。其方名之意，“峻”表示崇山峻岭，病情严峻、严重。因为在 20 世纪 60 年代，对于输卵管梗阻者，没有很好的治疗方法，属于不治之症。而“竣”表示完成、结束，该病可得到治愈，病人可以怀孕生子。

我在国内杂志上最早报道了治愈输卵管梗阻的文章，并提出穿山甲配用路路通是治疗之要药，为此在 1991 年申请到了“上海市科委”的课题赞助，与上海市计生所一起进行了实验室的动物（家兔）实验，并用细菌造模获得成功，为国内首创。在动物实验研究中，我们进行了一系列的生化指标、组织学观察、卵子回收、输卵管平滑肌自发收缩活动及其外源性神经递质反应等实验，在电镜下观察、造模后，输卵管内的纤毛缩短，生长方向杂乱倒伏，黏膜皱襞粘连，如同干枯的野草。经治疗后，黏膜皱襞饱满，纤毛增粗，生长方向一致，成束、整齐，如同杂乱头发经过梳理，整齐清晰。这些结果均为治疗提供了重要的科学依据，该课题在国内《中医杂志》《上海中医药》等多本杂志上进行了报道。

峻竣煎的组成包括三棱、莪术、红藤、败酱草、穿山甲、路路通、香附、丹皮、赤芍、黄芪。三棱、莪术破血消肿，散结止痛；红藤、败酱草清热解毒，祛瘀活血，消肿止痛，清下焦之热毒；丹皮、赤芍清热凉血，活血祛瘀；穿山甲、路路通破瘀散结通络，为疏通输卵管梗阻之要药；黄芪益气扶正，提高免疫力，以防祛瘀之药力过甚，并能增加祛瘀之力；香附疏肝理气活血调经，全方共奏清热祛瘀、益气通络的功效，有助于疏通输卵管。峻竣煎应用于临床后，病人血液出现“浓、黏、凝、聚”的状态，血液流变学发生了改变，机体免疫力得到提高，血管扩张，微循环改善，局部的瘀血炎变现象减轻或消失。在 104 例临床病例中，75 例妊娠，占 72%。未怀孕者的各种临床表现（症状）也得到不同程度的改变，该研究发表于《中国中医药科技》杂志。

第三章　那对源泉「巢穴」

源泉“巢穴”，乍看大家可能不懂是什么意思，我们先说文解字。

“源”，指来源，是源头、开始的地方；“泉”，一指源头，二指像泉水一样，流畅不断；“巢”，指一个窝，是一个居住的地方；“穴”，指一个窟，一个部位，一个藏匿的地方。上述四个字联合起来，即指我们人类的生命之源，源于卵巢。

卵巢每个月有一个卵子排出，像泉水一样源源不断。卵子深藏卵巢内，是生命的起源。

本章讲述的是“巢穴”的故事，如果对故事中的基础知识感到一知半解，可以查阅本章后半部分的“进阶阅读”。

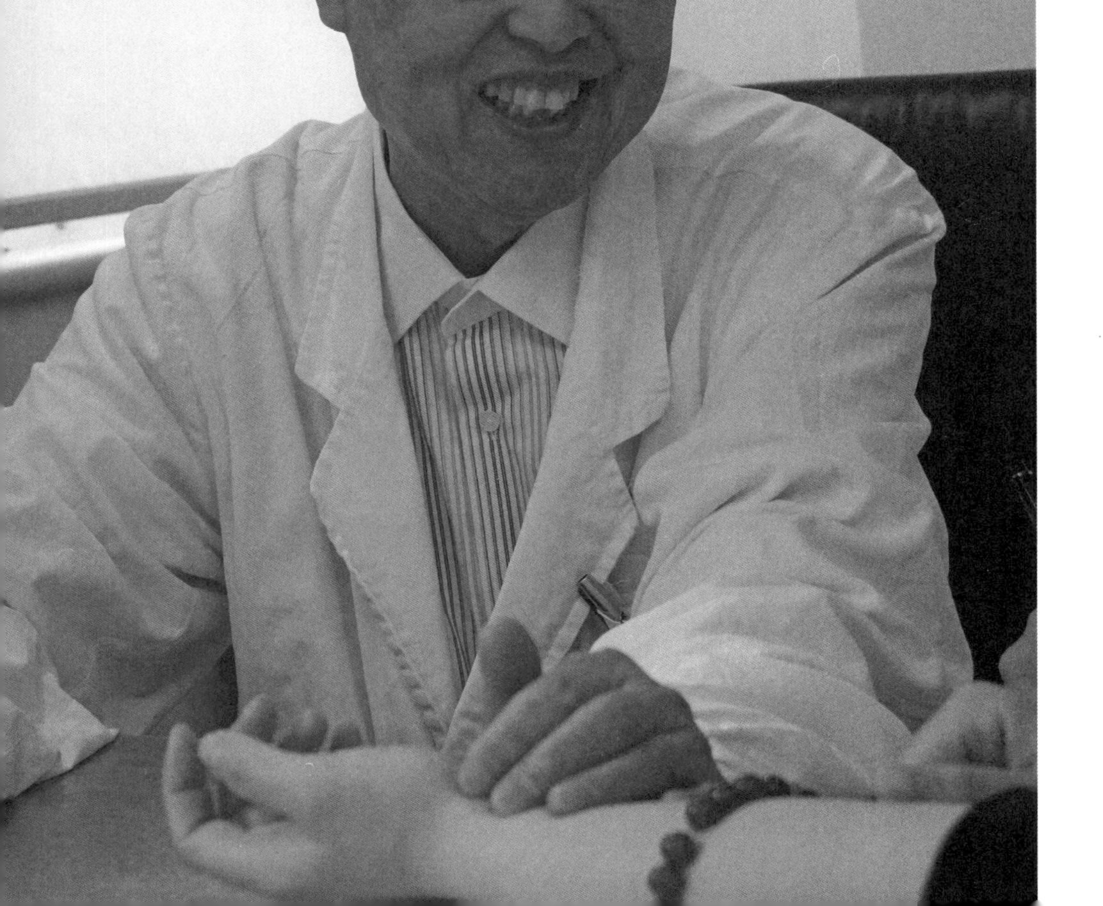

十、爱“作”的女人

新婚之夜，李梅反复纠缠着老公方敏，问他：“我是不是你心目中从小就想要娶的那种女人？”

“你觉得呢？”方敏反问妻子。

“我不知道，”李梅欠身用手支着腮颊，“所以想问个明白。”

“当然是，否则我也不会和你结婚。”方敏说。

“那你是不是一直在等着找我这样的人？”

“是的，你是我这一生最爱的女人。”

“最爱？”李梅有点不开心，“你爱着多少女人？只不过我是你的最爱，别的女人虽然被你爱着，只是跟我在爱的程度上有所区别？”

这算什么逻辑？方敏只当李梅在开玩笑，哄着她把话题岔开。

婚后，方敏发现李梅2～3个月才来一次月经，而且经行量很少。方敏让她去医院检查，李梅满不在乎地说：“我一直是这样的。”怎么会一直是这样呢？方敏虽然不太懂月经之事，但也知道一直这样是不正常的，而且妻子怎么也不当回事？夫妻俩都是周末休息，无法去医院看门诊。方敏好说歹说，说服李梅一起调休，去专科医院看病。

夫妻俩住在上海嘉定，换乘公交、地铁到市区，还有一段不短的步行路程。上海市中心到处是中英文相间的广告牌、琳琅满目的促销品，马路上熙熙攘攘的俊男靓女行色匆匆，披肩长发和敞开的风衣，被迎面送来的风吹得朝后飘去，阳光在他们身上罩上一层细茸般的金色光芒。

走在人群中，方敏还想再问几句妻子的生理细节，没等他开口，李梅突然说：“你是不是一直在看马路上的女人？有没有看到比我好的，长得比我漂亮的？”

这真是打哪儿说起呀，方敏说：“咱们去看病，你能不能别扯这种没影子的话题？”

李梅突然站住脚，一脸正经地问：“你之前有过多少女朋友？女朋友里有没有比我长得好的？”

“没有。”方敏不耐烦地说。

“就是说，你之前的女朋友都没我长得好？她们都长得怎么样？你马路上指个长得差不多的女人给我看！”

“我是说‘没有’，既没有长得比你好看的，也没有长得不如你的，除了你，我根本就没有谈过别的女朋友。”

“撒谎！我不信。”李梅撇下方敏，大步朝前走，头也不回。

方敏有一个同学在妇产科医院工作，虽然有熟人，请专家加了号，但排队等候，也得花不少时间。看诊时，李梅告诉医生，她17岁才来初潮月经，每次月经都延后，以前家长带她看过妇科门诊，用过药，也请过中医会诊。不能说没有疗效，但治疗后效果不明显，用药期间好过一阵，有时好好坏坏，停药后还是老样子。看病看到后来，她有点不耐烦了，干脆听天由命，甚至她还认为，月经少来几次不好吗？自己还少点麻烦。

“有病不治疗，难道你不想生育吗？”医生耐心地问她。

“无所谓，我听人家说，有了孩子，夫妻感情就淡了。”李梅满不在乎地回答。

方敏一听就急了：“你听谁说的？”

“网上都这样说，我想想也对，有了孩子你就会对孩子好，不对我好了，我不能容忍我们夫妻之间有‘第三者’。”

双休日，小夫妻拎着马甲袋去菜市场买菜，在一长溜吆喝声此起彼伏的菜摊前挑挑拣拣，讨价还价。李梅不厌其烦地叮嘱小贩：“秤给足呀，不能缺斤短两。”

周末的菜市场，顾客摩肩接踵，李梅喜欢走在路上与老公勾肩搭背作亲热状。来买菜的有不少熟人，李梅看到熟人就大声打招呼，冲着对方介绍：“这是我老公。”方敏不得不站定，彬彬有礼地向对方问好，腾出手和素昧平生的人握手。

熟人走远了，方敏对李梅说：“你能不能不要这样紧挨着我，一男一女这样走路好看吗？”

李梅不高兴了：“一男一女怎么啦？咱们是合法夫妻，谁敢对我们说三道四？”

“这是在马路上。”

“马路上怎么啦？你还怕别人看见？”她东张西望，“是不是遇到你的小情人了？她在哪里？你指给我看。”

爱看热闹的行人听见，好奇地四下张望，正好有一个漂亮女孩迎面走来，被看得浑身不自在。方敏拉起李梅就走，感觉背后有人对他们戳戳点点。

医生配的药李梅吃了，月经不见好转，脾气却是越来越不通人情。方敏在上海图书馆无意间看到一本《奇难怪病治愈集》，主编是李祥云，网上查到李教授是妇科名家，网页上病家好评如潮，立刻把这一信息告诉李梅，不管她乐意不乐意，先预约了李教授特需门诊的号。

病案摘要

初诊：2013年10月9日。

病人月经后期病已13年，婚后3年未避孕而未孕。

月经初潮17岁，每2～3个月行经一次，经期4～5天，经行量少，测基础体温单相，曾用绝经期促性腺激素等治疗，疗效不明显，基础体温不升。末次月经2013年9月19日，前次月经2013年4月3日～6日。带下少，四肢不温，神疲乏力，性欲淡漠，大便溏薄，心烦易怒，舌淡，苔薄白，脉沉细小弦。

诊室里，方敏问我：“我妻子得的什么病？　她的月经比别的女青年来得晚，间隔时间长，月经量少，平时脾气也不好。”

我说：“月经延后7日以上，甚至错后3～5个月一行，而经期基本正常者，称为‘月经后期’，本病相当于西医的月经稀发。‘月经后期’如伴经量过少，常可发展为闭经。中医认为，这是由于先天不足，脾肾阳虚、气血虚少，冲任失养，血海不能满溢而引起的疾病。”（参见P69，“月经不调”）

“这病能治好吗？是不是吃药就好一点，药停了月经又会不正常？我都没信心了。”李梅说。

“我给你用健脾益肾、疏肝解郁、调理冲任的中药，坚持治疗，这病是能治好的。”我肯定地说。

“她的脾气也能治吗？”方敏问道。

“妇女月经不正常是会影响情绪的。中医认为，肝气郁结，肝郁会伤脾，即中医所讲的‘木克土’。试着克制一下情绪，心理治疗不能光依赖药物，平时要情绪乐观，遇事自我克制，不能过于任性，放宽胸怀，热爱工作与生活，劳逸结合，家庭和谐，选择自己喜欢的生活方式，听听音乐，或是外出旅游，陶冶情操，随着病情的好转，情绪也会慢慢地好起来。”我对他们解释道。

农历九月十九日，是观音菩萨出家日。普陀山古寺青烟袅袅，钟声响起，《大悲咒》梵音萦回飘荡。方敏和李梅循着钟声一路走进寺院，庄严肃穆的佛殿中，一个身披红黄两色袈裟的长老领着几十个黑衫和尚在佛像前跪下诵经膜拜，声调抑扬，重复循回。几个时髦的青年趴在蒲团上叩头如仪，诚惶诚恐。

“咱们也烧炷香好吗？”李梅扯着方敏的衣袖悄悄地问。方敏点点头，转身出去买了把香，点燃后在菩萨前拱手拜了拜，拉着李梅跪了下去。

李梅问：“咱们求什么？求菩萨保佑身体健康，还是早生贵子？”

“烧香拜佛是入乡随俗，表示对宗教的尊重，”夫妻俩走出山门高高的门槛，方敏对妻子说，“看病还得找医生，认真吃药。”

幽幽曲曲的山路，一旁是石砌的护山墙，荫如伞盖的大树，一边是苍郁的森林，陡斜下去的山坡，林隙可见远接青天的大海。

“游览名山大川，瞻仰名胜古迹，可以开拓视野，增长知识，更是希望让你心情好起来。心情舒畅了，就像李医生所讲的‘木不克土了’，脾虚就好了，再配合医生积极治疗，月经可能就好了，就会怀孕。”

二诊：2013年11月6日。

病人基础体温上升，自感内热，大便已成形，苔薄腻、微黄，脉细。

我看到李梅脸色红润，神情明媚，很高兴地说：“看你精神状态和初诊时大不一样，基础体温也有所好转，说明你能配合治疗，进展明显。”

当月李梅正常行经，量少，无痛经。月经期用养血调经的中药，经后按女性生理阴阳变化，调整处方，原则上补肾健脾，促卵备孕。治疗至2014年元月，李梅月经正常，基础体温双相，高相上升良好，李梅的体重也有所增加，体态结实，人也精神多了。

转眼已是第二年的元宵，一早起来，户外就响起鞭炮声，喜庆的“噼啪”声炸开了春的欢畅。市区早已不准放爆竹烟火，但嘉定还保留着这份节庆的传统气氛。

李梅从冰箱里取出早就准备好的水磨糯米粉，用手细心揉制小团，放入板油、芝麻、白砂糖制作的芝麻馅心，捏成汤团。浸水后迅速捞出，筛上少许干粉，均匀地摆在竹匾上，一个个光洁饱满，细腻莹白，如同珍珠。

方敏从菜场回来，他买的都是熟菜，从袋子里取出八宝鸭、香蹄、咸鸡。李梅皱着眉，嗔怨说：“这么多呀，吃得了吗？你真浪费。”

方敏说：“李医生说，可以备孕了，给你补充点营养。”

“谁说我想要孩子了？”

“之前你看到小孩子很不耐烦，可最近下班，经常看到你在抱邻居家的孩子。”

“抱抱人家的孩子，不等于我自己也想要孩子。”李梅有点言不由衷地解释。她把竹匾上的汤团一古脑倒入沸水中，水花溅到手上，烫得哇哇直叫。

李梅继续在我的特需门诊治疗，一边认真服药，一边测基础体温。2014 年 3 月 10 日复诊时，她的基础体温高相 19 日，尿 HCG（＋），我说：“为你们高兴，怀孕了！还要继续测基础体温，来我这里服中药保胎。”

经验之谈

本案病人月经不调，婚后三年未孕，属于“不孕”“月经后期”范畴。《傅青主女科》记载：“精满则子宫易于摄精，血足则子宫易于容物，皆有子之道也。”病人 17 岁初潮，较常人延迟，属于禀赋较弱、天癸不足的体质，因肾虚精亏血少，冲任不足，故血海不能按时满溢，出现月经后期。平日四肢不温，大便溏薄，情绪偏执，兼见脾虚生化之源亏乏，肝郁气机不畅，任性脾气不好。《景岳全书》记载：“欲其不枯，无如养营，欲以通之，无如充之，但使血行则春水自来，血盈则经脉自至，源泉滚滚，又孰能阻之者。”对因虚导致月经后期，甚至闭经的病人，常规的活血通经方法往往效果不显，所以我先从健脾益肾入手，使其气血充沛，冲任满盈，然后又加疏肝、理气活血通络，调理冲任，使其月经正常来潮。如此治疗 5 个月，促成怀孕。

十一、胖得怀不上

天气渐渐热了。到了夏天，人的胃口比其他季节差点，食量减少，吃饭不香，吃菜无味。平时一见吃的就兴奋的“吃货”，也变得病恹恹的，不思饮食。上海人把入夏后的胃口不适称为“疰夏”。清朝顾禄在《清嘉录》中曰：“疰，当作蛀，入夏不健，如树木之为虫蛀也。”

余洳华就是典型的“疰夏”体质，天气一热，不光是倒了胃口，心情也随之烦躁，什么事情都打不起精神，看什么事情都不顺眼，夫妻俩经常吵架。最要命的是，月经不正常，四十几天才来一次，甚至有二三个月吃了药才来的情况。原先细致白皙的皮肤毛发渐长，明明饭量在减少，体重却一直在增长，这二三年来，体重增加了二十千克。而且结婚两年，夫妻正常同居生活，却没有怀上孩子。

“你怎么回事？去医院看病呀，月经不正常，还这样胖下去怎么办？”余洳华的丈夫说道。

“我是多囊卵巢病变，看医生也没用，网上说这个病是不好治的。”

“结婚后也一直没有怀孕，你是不是不想要孩子了？”

“想有什么用，我想发财就能发财了？再说怀孕又不是我一个人的事。”

两人话不投机。老公不说话，余洳华嫌老公对自己不关心、不体贴。老公说多了，她又嫌烦，说了等于白说。

余洳华也知道自己的身体情况，有人告诉她这个病影响生育，她去妇科专科医院检查治疗过，吃药时月经正常，一停药旧病就复发。她也试过民间土方法，有人说她身上有湿气，建议她去拔罐、刮痧，弄得身上青一块紫一块的；也有人建议她足疗，她便从网上买来一包包草药，每天晚上煮了泡脚，却一不小心烫出泡来。

幸好老公经常上网，在正规医疗网站查到龙华医院的特需门诊，并在网上预约了全国名老中医传承工作室指导老师李祥云教授的号，把被“疰夏”折腾得心神交瘁的余洳华带到龙华医院看中医特需门诊。

病案摘要

初诊：2011年10月24日。

病人月经不调，15岁初潮，行经3～4天，周期40～90天。量中，色红，夹小血块，稍痛经，末次月经10月21日至就诊时未净。脸部痤疮频发，经期加剧。乳头及脐下长毛，且阴毛密集。3年来体重增加20千克，并有继续增加趋势，平时腰酸，身重疲乏，性反应淡漠，带下清稀，有心律不齐、早搏病史。舌淡，苔薄，脉细沉。

我对余洳华说：“多囊卵巢综合征(polycystic ovary syndrome，PCOS)是育龄妇女常见的内分泌紊乱疾病。以持续性无排卵、高雄激素血症和胰岛素抵抗为基本特征，临床表现为月经稀发、闭经、不孕、多毛、黑棘皮征、肥胖等，远期有发展成糖尿病及心血管疾病的风险。育龄妇女中PCOS的发病率是5%～10%，对女性健康构成不容忽视的威胁。中医没有多囊卵巢综合征这一病名，根据其临床表现归属于‘月经后期’‘闭经’‘不孕’‘癥瘕’等范畴。本病与肝、肾、脾三脏功能失调及痰湿、血瘀密切相关。中药治疗有较好的效果，我门诊上有很多多囊卵巢综合征的病人经过治疗，月经恢复正常，并且怀孕生子。”(参见P69，“多囊卵巢综合征”)

听了这番话，余洳华和老公对视了一下，长长舒了一口气。

我接着说：“我给你用益肾健脾，疏肝理气，活血化瘀的汤药。同时你要注意控制饮食，减轻体重。因为肥胖常加重高雄激素血症，而体重减轻能增加胰岛素敏感性，降低胰岛素与睾酮水平，从而恢复排卵，出现正常月经。治疗期间，你要配合测基础体温。”(参见P68，“关系生育的性激素”)

这时，余洳华的老公在一旁插嘴说：“冬天还好一点，夏天她吃不下饭，脾气也变得很烦躁,月经就更不正常了。"

我说:"中医认为,夏季阳盛伤津,损伐肝气之阴,女子以肝为先天,所以要注意睡眠充足,精神乐观,适当进行体育锻炼,这对控制体重有好处,也能让月经一点点正常起来。"

余洳华10月底看病时,上海地区已经进入秋冬季节,气温降低,昼短夜长,阴雨绵绵,湿气较重,夫妻俩约定晚上少看电视,早早入睡,尽量早起,呼吸新鲜空气。秋冬季节气温多变,老公就给余洳华多备几件秋衣,床边放着夹衣、春秋衫、绒衣、薄毛衣,可以随气温起落酌情增减。同时常常提醒她多吃水果,补充水分,避免秋燥耗伤津液。一日三餐也以清淡为主,荤素搭配,不吃厚味滋腻的大鱼大肉;帮助她将经常想吃的奶油蛋糕、冰激凌也戒掉了。同时陪着她晨练跑步,下班后,夫妻双双去游泳馆游泳健身。起初,余洳华不敢下水,经过老公的耐心动员示范,她从浅水区向深水区渐进,一点点熟悉水性。假日里,老公陪她去金山海滩踏浪,面对一片碧蓝澄澈的海水,她的心情特别舒畅,赤脚蹚在蓝色的波涛中,鬓上挂着亮晶晶的水珠,笑靥如花,与"疰夏"时灰头土脸的丧气样相比判若两人。

"你瘦了多少?"老公问余洳华。

"10公斤(千克)吧,保守地说。"两人涉水上岸,脚下水花跳跃,冲上海滩,化作水沫,渗入砂下,沙滩一片湿润褐黄。

二诊:2011年11月7日。

病人诊后身重、疲劳感减轻,精神良好,带下减少,基础体温尚未升,其他无特殊。苔薄,脉细。

我继续为她开健脾化痰、补肾调经的中药,并对她减肥成功表示赞许。

如此治疗6个月,余洳华的体重继续减轻,基础体温出现双相,月经正常。2012年5月6日就诊时,二位告诉我月经已过期40天未行,基础体温连续高相,尿妊娠试验阳性,余洳华已经怀上宝宝了!

尔后,余洳华继续在李教授处服用保胎治疗药。随访至第二年春夏,石榴花红蕾初绽的日子里,夫妻二人喜获千金。李教授案头,照片上的小女孩笑靥如花,灿若红霞,双眸莹澈透明,就像石榴花一样,人见人爱。

经验之谈

多囊卵巢综合征多见于肥胖而致不孕者,临床常见。引起肥胖的原因很多,临床多见的是内分泌失调,常致月经不调、闭经等病,所以检测血生殖内分泌后,如果促黄体激素与促卵泡激素比值大于2.5,B超示双侧卵泡小、一侧卵泡多于12个、多囊卵巢结构,应考虑多囊卵巢综合征的可能。肥胖加重还会出现高雄激素血症,如果睾酮、肾上腺皮质激素增高,应考虑肾上腺病变。如有胰岛素增高,提示胰岛病变。如睾酮增高,会出现高睾酮高胰岛素血症,也可致月经闭经、月经不调、不孕。再者催乳素增高,应考虑是否有下丘脑蝶鞍病变。这些情况都应仔细做必要的检查,以分辨病变,不能掉以轻心。对于肥胖者,除用药治疗外,还应建议其控制饮食,限止高糖、高脂肪、油炸类食品的摄入，增加运动。中医认为，“肥人多痰湿”，痰湿之源在“脾虚”，脾虚可生湿，所以健脾化痰、理气补肾调经为治疗大法。本案病人积极配合减肥，体重减轻，使胰岛素敏感性显著改善，恢复排卵与正常月经，故能较快取得良好疗效。

十二、22 岁那年，她做了化疗

淅淅沥沥的雨，时晴时阴，断断续续下了近一个月。

“东边日出西边雨，道是无晴却有晴”，黄梅季节不是一味地下雨，也不是一味地放晴，下雨的时候有一些放晴的迹象，又有一些下雨的征兆，这就是江南一带特有的天气。这样阴湿发霉的天气，让人多愁善感，心情不爽。坐在家里，看着雨窗，一些陈旧的故事像眼前令人伤感的雨滴在心头缓缓淌过，拖泥带水，恍若梦境，使人一点都提不起精神。

她叫杜小萌，今年 27 岁，可是月经稀发已经 5 年了。

5 年之前，2007 年，她在南京，也是这样一个“腻滋疙瘩”（沪语，潮湿粘腻之义）的下雨天，因腹部隐痛，隐约能摸到腹部有块状物，去南京某医院妇产科检查，B 超显示有卵巢囊肿，且体积较大，医生建议手术治疗。

当时她才 22 岁，居然得了妇科病。一家人都手足无措，一切由着医生安排，于 2008 年 1 月 4 日接受了囊肿摘除术。手术后病理报告显示，卵巢黏液交界性腺瘤，疑有癌变可能。这真是雪上加霜，随后杜小萌按照治疗常规进行了化疗，自化疗后月经稀发，最长间隔半年才来一次月经。她以为月经不调只是化疗后的短期反应，过一段时间随着身体的逐渐康复，月经也会恢复正常，没想到一拖就是五年。

2012 年，杜小萌结婚，2012 年 4 月在停经 2 个月后，阴道少量出血。因为月经本身就不正常，她并没有放在心上。但老公不放心，带着她到当地的县医院检查，诊断为早孕，先兆流产，给予 HCG 及孕酮保胎治疗，但用药后仍有少量阴道出血，最终流产。

此后，杜小萌的月经依然时好时坏，没有规律。流产后夫妻正常生活在一起，也一直没有怀上孩子。2012 年末，老公带她来上海，先是在妇科医院诊治，医生予促排卵治疗。治疗后，2013 年 2 月 16 日的 B 超卵泡监测显示：子宫内膜 13 mm，左卵巢 28 mm×25 mm×18 mm，卵泡直径 8 mm，余数个小；右卵巢 33 mm×27 mm×22 mm，卵泡直径 7 mm，余数个小。提示促排卵治疗效果不佳。夫妻俩商量后，来到龙华医院，看李祥云教授的特需门诊，求助于中医中药。

病案摘要

初诊：2013年4月17日。

病人于2007年接受卵巢黏液交界性腺瘤手术后，因化疗致月经稀发，2012年自然流产后1年未避孕而未再妊娠。于妇产科医院接受促排卵治疗，效果不佳。刻下畏寒肢冷，手足不温，喉间有痰，形体肥胖，口唇毛发浓密。苔薄，脉细。月经量少，色黯，夹小血块，无痛经，无腰酸，经前乳胀。

杜小萌心情烦躁，问：“我的病看得好吗？”

我说：“卵巢黏液交界性腺瘤是一种卵巢肿瘤，因为腺瘤的瘤体内有胶冻样黏液潴留，呈囊状扩张而发生的病变。你在手术后接受了化疗，化疗对卵巢的损伤可引发月经不调，甚至闭经。中医认为，外邪戕伐，伤及肝肾，气血不足，冲任失养，以致血海不盈，月经失调，加上流产，导致继发性不孕。吃中药可益肾养血，恢复卵巢功能，使月经正常。很多与你症状相似的病人，在我这里治疗后，不仅月经正常，也都怀上了宝宝。”

“那我自己要注意点什么？”

“按时吃药，每天测量基础体温，同时你形体偏胖，要适当运动，还要注意低油、低糖饮食，控制体重。”

春天到夏天是不露痕迹的，江南一带，梅雨一过，溽暑紧随，天气说热就一下子热起来。好像穿毛衣还是昨天的事，一觉睡醒马路上的人就都是短袖打扮了。杜小萌遵照医嘱，每天一早起来就跑步锻炼。晨曦下，宁静的街道两边的楼房与绿地呈现出夏味浓浓的美丽画卷，薄雾轻荡，光景交织，马路上披着一层霞红。一声声鸟鸣在耳边响起，飞鸟扑棱着翅膀在树枝间跳跃，路边野生的花花草草把周围环境点缀得一片灿烂。老公每天帮着她“做功课”，把她测量好的基础体温记录在数学小方格簿上，陪着她晨练，还管住她的嘴。年轻时，杜小萌是一个“吃货”，也可能是图方便，经常吃马路边的烤串，吃快餐店的炸鸡，但现在垃圾食品一律不许进门，注意荤素搭配，尽量食用高生物效价的蛋白质，又坚持锻炼身体。看到妻子的身体一天天变得苗条，老公心里也跟着高兴。

二诊：2013年6月16日。

病人基础体温单相，月经5月13日～19日，量中，无血块，夜寐多梦，大便干结，刻下经水未行，乳胀。苔薄，脉细。

我说：“你马上要来月经了，这次给你用补肾活血调经的中药。记住继续测基础体温，月经期忌生冷，避风寒，虽然是6月了，可是月经期还是不要穿凉鞋。”

三诊：2013年7月30日。

病人月经7月10日～7月13日，量少，基础体温已经由原来的平直单相，出现了由低转高的双相曲线，舌淡，苔薄白，脉细。

我说：“这说明你有正常排卵了，是好事情，你们可以在这个时候同房，争取怀孕。”我一边说，一边用钢笔在体温的曲线表上做标记。

转眼到了秋天。杜小萌看到家门口四五月份绽开的石榴花，转眼结出了硕大如茶碗的果实。

老公说："石榴寓意多子多福，家庭和谐吉祥。今年的石榴结得特别好，是不是一个良好的兆头呢？"

2013年10月30日，夫妻俩到龙华医院看第四诊。

杜小萌四诊，末次月经8月28日，刻下月经过期未行，基础体温缓行上升20天，测血HCG 137.17 IU/L，P 67.96 nmol/L，苔薄，脉细。

我一看血检报告，就说："恭喜你，怀孕了！"

"真的？"杜小萌一双眼睛急切而明亮，脸上的阴霾一扫而空。

"恭喜二位，记得还要测基础体温，忌房事，预防感冒；清淡饮食，预防腹泻。"

杜小萌："我还需要吃中药吗？"

我说："每周都要来保胎，我给你用健脾养血、补肾安胎的方药。一般保胎需三个月，你的身体情况特殊，到时候再看情况。"

之后我按原方，随症加减治疗至她孕5个月。杜小萌无异常不适，孕期检查正常，B超提示胎儿宫内发育良好，次年10月随访生一女婴，母女健康。

经验之谈

病人因卵巢黏液交界性腺瘤疑有癌变，手术后予以化学药物治疗，抑制了卵巢功能。中医认为，此属药物外邪伤肾，肾虚精亏，冲任失养。乙癸同源，肾虚水不涵木，肝失濡养，肝郁气滞，造成性激素水平失调（参见P68，"关系生育的性激素"），月经后期，甚至闭经，继发不孕。故治疗重点在补肾，益血补精，促进卵泡发育，药物选择上宜用血肉有情之品，补益冲任，使血海充盈，并适当活血调经，以利孕育。病人应适当锻炼身体，促进气血的流通，并控制饮食，从而健康减肥。本案治疗不孕症的关键除促进卵泡发育成熟、卵子排出之外，同时要坚持测基础体温，正确利用基础体温指导病人在排卵期房事，增加受孕概率。此外，孕后及时保胎治疗，一旦确诊早孕，即应及时保胎，预防流产。

十三、要命的难言之隐

四周灯光渐渐地黯淡下去，紫红色的大幕徐徐拉开，灯火通明的舞台上，坐着一支大型交响乐队。

身穿黑色燕尾服的指挥走出侧幕，径直走上指挥台，翻开第一页总谱，定神回看了一眼台上的乐手，扬起手中的指挥棒，观众席一下子安静下来。

坐在定音鼓前排的小提琴手们，眼睛盯着乐谱，左手按弦，右手持弓，拉出轻曼抒情的舒伯特小夜曲，明丽清新的琴声像小河流水般潺潺流淌着。

古典音乐与华丽剧场带来的绚丽的视听效果，让观众或在情意绵绵、行云流水的独奏中，或在鼓乐齐鸣、气势磅礴的和声中，感受音乐的深邃意境和火热激情。站在指挥台上的指挥身材修长，气宇轩昂，举手挥洒间，乐队配合默契，对名曲的全新演绎，给观众留下无限遐想。突然间，在弦乐的情感波澜中，他的耳边掠过一个不和谐的音符，虽然不到半个音阶，但作为经过严格听觉训练的乐团首席指挥，还是敏感地察觉到有乐手演奏出错了。

10分钟后，当音符再次出错时，他的目光落在距离指挥台1米的第二小提琴手周小春身上。

琴音不准对一个专业乐团的小提琴手来说，是不可原谅的错误，更何况在10分钟之内出错两次。在意大利帕格尼尼小提琴大赛中获过奖项的周小春，犯下这么低级的错误，虽然绝大部分现场观众觉察不出，却仍然令人匪夷所思，更让指挥怒不可遏。

坐在乐池中的周小春虽然眼睛看着琴谱，但她能感觉到指挥严峻的目光。她振作精神，正襟危坐，全神贯注投入演奏之中。虽然之后的一连串音符在她的弓弦中坚定而有力地释放，没有再出现走音的失误，但她还是羞愧难忍，一阵阵脸红耳赤。

这真是难言之隐，周小春忍到指挥中场休息的手势一落，放下琴，立刻奔向洗手间。

阴痒，不是每个女人都会得的病，但一旦染上，就难以忍受，特别是在大庭广众之下，不方便有不雅动作，可是加剧的症状，让人烦躁压抑，坐立不安。作为乐队灵魂的第二小提琴手，周小春在重要演出中阴痒发作已经不是第一次，即使强迫自己不出错，奏出的旋律也完全没有那种甜美亮丽的诗意，而只是炫技背后琴音的机械轮回。对一个视琴声为生命的小提琴家来说，这无疑是摧心裂胆的打击。

周小春从盥洗室清洗出来时，门口耐心等候她的舞台监督通知她，后半场由替补乐手上场：“你先回家休息吧。”

回到家里，周小春抱着枕头痛哭了一场。

乐团里的长笛手曾在龙华医院治疗不孕症，李祥云教授让她顺利怀上了宝宝。她告诉周小春，李教授不仅善治不孕不育，对各类妇科疑难病症也很擅长，让她去看李教授的门诊，服用中药试试。

“我上海的专科医院都去看过，挂的都是专家的号，一直没有治好，服中药会有用吗?”周小春抱着侥幸心理，到龙华医院看特需门诊。

病案摘要

初诊：2018年4月15日。

病人36岁，继发不孕2年。月经量多，常达9天始净，夹血块，经行腹部下坠感。2016年10月，孕4个月自然流产，接受清宫术。2015年起阴痒，赤带，在专科医院检查为“宫颈中糜”，接受对症治疗。用药后有效，可是没有根治，经常复发，复发严重时局部瘙痒难忍。平时体虚腰酸，咽干舌燥，五心烦热，大便不畅，苔薄，脉细小弦。

我对周小春说：“你这是阴虚内热，瘀血阻滞，有子宫腺肌症和卵巢囊肿，继发不孕症，（参见 P70，‘不孕症’）要进行综合性治疗。你是想要孩子吗？”

周小春说：“想呀，我都 36 岁了，可是我要先解决阴痒问题。”

“你先服中药治疗阴痒，要再做一个 B 超，并测基础体温，不能性急，慢慢调理身体。”

4 月 10 日，B 超提示子宫质地不均，子宫腺肌症，右卵巢实质性结构（多囊纤维化）。测抗精子抗体阴性，抗子宫内膜抗体阴性，血流变学检查正常。

二诊：2018 年 4 月 29 日。

病人诊后虚热稍退，腰酸减轻，苔薄，脉细小弦。

周小春高兴地对我说：“内服及外用中药后，瘙痒明显好转，内热疲劳的感觉也没有了。”

我说：“症状可能还会有反复，要继续用之前的药巩固一下疗效。”

周小春给我看了自己之前测的基础体温。从体温曲线上看，幅值偏低，黄体水平不足，我为她同时加入益气养血滋补肝肾的中药，以促进排卵受孕。

“坚持量基础体温，适当锻炼，心情愉快，就会水到渠成，达到治疗的目的。”我叮嘱她。

“那我的子宫腺肌症能同时治疗吗？”

“可以，这些药还有活血化瘀功效，第二煎时多煎出 150 毫升，保留灌肠。”

国庆节临近，乐团有赴京演出任务。重大节庆的政治活动，不仅容不得半点差池，更要求团队演奏出自内心，释放感情，为观众奉献一台有新时代精神、声情并茂的艺术精品。乐队每天抓紧排演，一个个章节反复打磨，乐手们全神贯注，每个音符的气韵、力度、意境释放都一丝不苟。

指挥的目光不无严厉地盯着周小春，只见她手指修长光洁，在排演大厅荧光灯照射下，与意大利斯特拉迪瓦里小提琴相映生辉。无论是轻曼抒情的诗情画意，还是激情奔放、色彩斑斓的人性尊严，她拉奏的音色均温暖、圆润、丰满，技巧精湛，无懈可击。直到排演结束，小春的演奏都没有一丝瑕疵，神情严肃、不苟言笑的指挥破例走下指挥台，与她紧紧握手。

2018 年 12 月 26 日，已经在我这里治疗了半年多的周小春，测基础体温高相 18 日，尿妊娠试验阳性，诊断为早孕。孕一个半月阴道少量见红，经中药保胎，出血即止，基础体温正常。2019 年 2 月 12 日，某妇婴保健院 B 超示胎心搏动正常。

经验之谈

阴痒不算大病，可是发作起来真是要命。病人阴虚内热，因病影响工作，心情烦躁，肝郁化火，更使局部症状缠绵难愈。加上子宫腺肌症，致月经量少，经期延长，久热生瘀，瘀热互结，气血壅滞，阻遏经络，不能摄精成孕。治疗重点应清解止痒，滋养肝肾，调补冲任，同时祛瘀散结，使阴痒止，月经如期，诸恙缓解，并得妊孕。

李东垣的《兰室秘藏》中记载：“妇人血崩，是肾水阴虚，不能镇守胞络相火，故血走而崩也。”月经量多，经期延长，间夹血块，腹部坠胀，五心烦热，为肾水阴虚证候。脾统血，脾气健运，生化有源，血海充盈，肝藏血，肝血下注，血海蓄溢，则月经有序，脾虚生湿，湿热互结，下注阴部而作痒，故治疗中清解调经化瘀应始终贯穿在柔肝、健脾、滋阴益肾之中。基础体温幅值偏低示黄体功能不全(参见P16，“黄体功能不全”)，通过对脏腑功能的调节，起到益血补精作用，有利于卵巢功能恢复正常，故最终取得满意疗效。

十四、淋漓缠绵的烦恼

黄梅天湿热瘴气笼罩，阴雨绵绵，雨有时一下就是十几天，闷热的感觉围绕周身，天地倾落万丝，苍茫一片。

爱干净的章敏遇上阴湿发霉的季节，心里就不好过，天气说热就热了，刚刚换下的毛衣，一不小心就长出白乎乎、湿漉漉的霉斑来。而且最讨厌的月经也跟时晴时雨的梅雨天一样，淋漓缠绵，不绝如漏。

章敏今年35岁，年龄说大不大，说小也不小了。3年前，她做过一次引产，此后夫妻同居正常生活，未避孕却再没有怀上孩子。月经来时如同水冲一样，让她胆战心惊，在专科医院做过诊刮，然而手术后并没有改善，月经仍然淋漓不净。虽屡服止血药，但有时甚至经行一个月，跟黄梅天气候一样，身体湿漉漉的，连同她的心情也变得糟糕起来。

老公见章敏终日心情忧郁，愁眉苦脸，劝她不要闷在家里，出去走走，哪怕同学同事间串串门也好。章敏不去，说：“同学也好，同事也好，有的事业有成，有的家境优越，这倒还不是主要的。现如今人家都有宝宝了，结婚早的孩子都上学读书了，我呢？人家问我孩子几岁了，我怎么回答？”

“我带你去治疗，龙华医院有一位人称‘送子公公’的医生，专治不孕不育。”

“我又不是没看过医生，连月经都看不好，之前你给我买过不少补品，连哈士蟆我都吃过，都没有用。不孕症吃中药能有效果吗？”

俗话说“久病成良医”，章敏却是久病怕见医生。可是，人总不能一辈子生活在阴雨中，在老公和信任中医的长辈们的坚持下，章敏终于通过预约，到龙华医院求助于李教授。

病案摘要

初诊：1985年7月4日

病人月经不调，经行量多如冲。3月21日，因月经量多，且淋漓20余日不净而在专科医院行诊刮。病理显示：子宫内膜组织部分呈月经期，部分呈增生期改变。诊刮后，月经仍然淋漓不断，甚至持续一个月，屡服止血药。末次月经6月27日，平时头昏心悸，神疲乏力，失眠畏寒，面色灰白，口干无味。

1982年10月，曾怀孕6个月，因妊娠高血压综合征(高血压、蛋白尿、水肿)而引产。术后3年，夫妇同居未避孕而未孕。

1985年4月3日，B超提示多发性子宫肌瘤。病人贫血，舌光黯淡，脉细数。

我对章敏说："你现在有几个情况，一是月经不调，月经量多，西医诊断为功能失调性子宫出血，中医称之'崩漏'。此外，你还有多发性子宫肌瘤，继发不孕。"

章敏说："为什么别人都好好的，我会有这么多毛病？"

"原因是多方面的，主要还是身体虚弱，气滞血瘀，寒凝积聚，血不循经，崩中漏下，日久累及脾肾，阴阳气血均已亏耗，"我说，"先用中药把月经止住，之后慢慢调理，用益气温阳、化癥摄血的中药，待月经正常后，身体会慢慢好起来的。"

"我都35岁了，还能生孩子吗？"章敏看着窗外的绵绵细雨，担忧地问。

"35岁，对育龄妇女来说，身体的生育功能是开始走下坡路了，不过只要认真吃药积极治疗，还是有希望的。"

我从随身带的提包里取出几张病人们经治疗怀孕生育后送来的照片，有的是宝宝的大头照，有的是母婴合拍的生活照。我说："看，这里的妈妈有比你年龄大的，都生了宝宝，你应该有信心。"

"可是我有毛病呀。"

"没有毛病到医院来做什么？"旁边候诊的病人插话说，"来这里看妇科的，不光有病，而且都是疑难杂症，求助名中医，大多是别处看不好，才来这里挂特需门诊的。"

急则治标，这次是为止血，我只给章敏开了一星期的药。

二诊：1985年7月10日。

病人服药后月经已净，纳谷转馨，精神渐佳，舌光淡，脉细。

"我感觉治疗是有效果的，我的自我感觉好多了。"章敏感激地对我说。

上海地区的梅雨约在6月中旬开始，到7月中旬结束，也就是出现在芒种和夏至两个节气之间。走出雨季的章敏心情变得轻松愉快，天气虽然炎热，但晴朗温润，每天出门时都能看到两旁绿树浓荫，初绽的花蕾溢出芬芳，和风送爽，鸟语花香，岁月静好。

章敏每两周来龙华医院就诊，7月19日三诊，适逢月经来潮，经量较前减少，色泽鲜红。我给她用了活血调经的中药，至7月23日再复诊时，月经将净，崩漏如冲的痼疾基本治愈。之后继续用益气活血、温阳消癥的中药治疗，经量逐月减少，直至正常，保持在经量中等，经期6～7日之间。

前后共治疗8个月后，章敏测得尿HCG(+)，继续用中药保胎治疗，随访至第二年，1986年12月2日，剖宫产得一男婴，母婴健康。

2019年的黄梅季节刚过，李教授踏进特需门诊的诊室，推开窗户，一缕金黄色的阳光扑面而来，窗外的草坪上有一层薄薄的白雾，一对鸽子在雾中穿越，扑棱着的振翅飞翔的声音和一掠而起的鸽哨声让人感到精神振奋。

在这举国欢腾、普天共庆的迎接中华人民共和国成立70周年的日子里，李教授的门诊室走进一位挺拔的军人，向他立正敬礼。这位军人身后是已经不再年轻的章敏，她给在场的教授、学生和候诊病人骄傲地介绍："幸亏李教授给我治好了不孕症。这是我的儿子，现在是中国人民解放军某军事学院的在读大学生。"

经验之谈

中医称之为癥瘕、崩漏者，即西医之子宫肌瘤、功血。病因多与雌激素作用及中枢神经活动有关，病人因多发性子宫肌瘤而引起月经量多如冲，从诊刮病理报告分析，月经已20余日，部分子宫内膜仍呈增生期改变，说明病人孕酮水平也不足，类似功血。中医认为，癥瘕的病因多与气机阻滞、瘀血内停、寒凝痰结有关。病人素体阳虚，引产后心情不畅，加之调补不当，过食哈士蟆油，导致气滞血瘀、寒凝痰结，阻而成癥，血不循经，经水妄行而崩中，血虚郁热则漏下不止，胞宫络脉阻滞，冲任不调，导致不孕育。治以温阳调冲，益气活血，软坚散结。急则治标，崩中时则以益气摄血，凉血止血为主。

病人崩漏属标，是表面现象，来诊时诉月经量多如冲，且漏下不止，面色灰白，神疲乏力，疾病的根本为气滞血瘀、寒凝痰结之癥瘕。之前的专科治疗，以止血为主，包括诊刮，主要为止血，结果崩漏依旧，不过量多量少罢了，贫血也未能得到纠正。我用益气活血、温阳消癥散结治则，使瘀血得排，新血渐次归经，再配以温肾健脾、益气摄血之品，月经遂减少，渐至正常，冲任得调，则孕育随之。

十五、葱兰一样素淡而灿烂的姑娘

早晨推窗，感觉到一丝秋凉，她提壶为窗台上的文竹和葱兰浇水，光芒通透而又煊烂饱满的初升太阳把她为整理花草枝叶的手指勾勒得玲珑剔透。之前还是一片碧绿生青的葱兰，现齐刷刷开出一片小白花，清新淡雅，俏丽纤细，如小家碧玉，芬芳可人。六角白瓣黄蕊，灿灿地撑起小花伞。有葱的烟火味道，又有兰的脱俗之气。

养花的女孩叫刘丽萍，是一名高中生。长得蛮漂亮，穿一件粉红底、胸前钩花的短袖钩针衫，显得青春而清雅、温润。披散开来的长发在晨光的泛射下，波光起伏，她的眼睛尤其清澈，仿佛有深深浅浅很多层雾水飘在里面，蕴蓄着看不透的秘密。

三个月前，刘丽萍自感腹胀隐痛，身体疲劳，上课思想不集中，开始还以为读书紧张，没怎么在意，可后来躺在床上无意中扪及小肚子似有肿块。她对家长一说，妈妈马上带她去医院检查，结果发现血CA125、CA199(肿瘤标志物)升高，做了B超，再做CT，初步诊断为卵巢肿瘤，医生嘱其转院手术。术后病理为卵巢上皮癌，刘丽萍接受了化疗治疗。

化疗期间，刘丽萍脱发、皮肤萎黄、恶心、呕吐、吃不下东西，睡不着觉……像经过一次剥皮抽筋的折腾，人完全脱形了。化验血白细胞持续下降，血小板降低，之后全血降低，无奈只好停用化疗。

负责治疗她的肿瘤科专家之一，正好是龙华医院李祥云教授的学生。他对小刘说：“你的卵巢肿瘤切除了，但化疗进行不下去，你出院后去龙华医院找李祥云教授接受中医调治吧，他是专治妇科疑难杂症的名医，会帮你恢复健康的。”

病案摘要

初诊：2010 年 6 月 12 日。

刘丽萍，女，18 岁，卵巢上皮癌化疗后康复期。

2009 年 11 月因腹痛扪及肿块，CA125、CA199 升高，在专科医院进行了手术，病理检查诊断为卵巢上皮癌，经化疗，白细胞计数、血小板、红细胞全血降低，无法再行化疗，现眩晕耳鸣，神疲乏力，腰膝酸软，体虚自汗，自手术化疗后停经至今，目前仍休学在家。苔薄，脉细濡。

病前月经史：14，5/28～32，量中，色红，夹小血块，稍痛经，腰酸，经前乳胀。

"李教授，我月经停这么长时间，还能治疗好吗？"刘丽萍没化妆，可是肤色洁净光亮，笑起来尤显生动，说一口标准普通话。

"你是因为化疗损伤了卵巢，停经已经半年以上，从中医角度来看属肾亏，现用补气养血、益肾调经、疏肝清解之药进行调理，除了中药治疗，我再给你加用西药补佳乐（戊酸雌二醇片）和黄体酮，让月经先来一下。如果用药后月经能来，说明问题不大；如果用了西药月经还不来，我们再想办法，"我说，"你这么年轻的女孩子，总要想办法让你恢复健康。"

此外，我嘱其测基础体温，检查血内分泌，注重劳逸结合与生活起居。

窗台上的葱兰，是小刘生病时种下的。她年纪轻轻，灿烂人生还没有开始，却一下跌落低谷。怎么什么病不生，偏偏生了癌症？当时的她真是心如枯井，万念俱灰，什么劝慰都听不进，什么好话都显得虚假。幸好从小爱花的她，默默地种下这盆小花。葱兰有一种没有市井习气的低调，不羡慕高贵牡丹、娇艳玫瑰，立足于自己的一份信念，安身立命，淡泊明志，像是女孩身上的碎花长裙，翠绿色的叶子上举着小小白色花朵，青白二色，细细碎碎地在风中摇曳。即使铺成一片，也没有多大的气势，星星点点的素白，让人想起陪衬玫瑰的满天星。高大艳丽是一种美，细小素净也是一种美，刘丽萍更倾心于后者。

葱兰一点点长大，她的病也一天天好起来，但作为女孩，不来月经总让人特别心烦。现在好了，听了李教授的话，她豁然开朗，像盆中的葱兰得到阳光雨露的滋润，一下子精神焕发，吐露出青春气息。用了中西药后，久违的月经总算来了，虽然只有点滴，也说明治疗有效，这让她更有信心了。

二诊：2011 年 12 月 18 日。

病人服中药治疗半年，白细胞计数已在正常范围内，虚汗已止，头晕耳鸣，神疲乏力等症状也有明显改善。月经也开始正常来潮，初始量少，色黯，有少量血块，无痛经。测基础体温单相。苔薄，脉细。

半年治疗后身体的进展让刘丽萍信心大增，她对我说："我已经好多了，我想回学校读书，同时去高复班听课，争取明年参加高考，您觉得可以吗？"

我肯定地回答："可以，你一边治疗一边读书，只是不要急于求成。欲速则不达，身体会一点点好起来的，知识也需要逐步积累。你生了病，又休学一年，不奢望复读半年就能考上大学，希望你踏踏实实打好基础，再争取报考名牌大学。"

医嘱：认真治疗，测基础体温，劳逸结合，注重营养。

2012年夏秋季节，上海地区台风频繁，狂风肆虐，大雨如注，路上满目都是被暴风骤雨打落的树叶，平时里的明艳花朵纷纷落地，一片残红。可是小刘窗台上纤弱的葱兰却安然无恙，被雨水冲刷得清冽明亮，朵朵小花闭合着花瓣，在暴风雨里自我保护。雨过天晴，花瓣又舒展开来，天真烂漫，娇黄嫩蕊，温柔静好，无惧无忧，在争奇斗艳的花花世界里，不争不抢，怡然自得，活成自我。小刘在花前窗下一边背公式、做习题，一边继续服药。

刘丽萍再次在我面前提出自己新的想法已经是2013年，她已经考上上海一家以土木建筑著称的大学，成为一名园林专业的本科生。坐在特需诊室里，她的眼睛在透过窗棂的阳光下又黑又亮，略带羞涩地说：“我现在月经正常了，月经量也比之前多了，我可以谈朋友吗？”

“当然可以，”我笑着点头，指给她看近期的基础体温曲线，“原来你的体温曲线是平直的，现在已经有了高高低低的起伏，虽然还达不到普通正常的水平，但你已经有排卵了。你完全可以和其他女孩子一样，有自己的正常生活，也完全可以追求自己的幸福。”

因为攻读专业的需要，除了在教室里听基础课，学校还安排学生到户外、各著名园林景点实地考察，包括利用寒暑假去上海的豫园、古猗园、曲水园；苏州的拙政园、怡园、网师园；扬州个园、泰州乔园、常熟的虚廓园等地观赏游览，看名胜古迹的诗情画意，看古典园林的山脉水源，也看花草树木的蓬勃生机和争艳斗丽。

开始刘丽萍一个人背着旅行包跋山涉水，沐风栉雨，后来她的身边就有一个帅气小伙，形影不离。李教授看好了她的病，她就把教授当作自己的父亲。某次小刘在就诊时间，问李教授一个问题：“您说我的病好了，一切都正常了。可我毕竟生过卵巢癌，我还可以谈恋爱吗？”

李教授说：“你就是一个正常人，完全可以谈恋爱，有好的机会可不要错过。”

再次就诊时，刘丽萍带着既是同学又是恋人的小张一起来到龙华医院的特诊室，大方地把小张介绍给我和诊室里抄方进修的学生。这次，她直率地问：“我们准备国庆节结婚，我这样的情况，可以怀孕生孩子吗？”

“可以呀！”我说，“你的基础体温已经呈现双相，说明你的卵巢功能完全恢复正常。你还可以一边继续服中药，一边做B超监测卵泡，看卵泡发育和排出的情况。你什么时候结婚？到时请我们吃喜糖，我再告诉你什么时候夫妻同房，增加受孕的概率。”

2019年，刘丽萍的研究生毕业论文《明代上海三个园艺师和他们的作品》发表。她和丈夫抱着刚满月的新生儿，来向李教授表示感谢，一起在特诊室合影。围观的病人和家属们无不为他们祝福，也感叹中医名家给她和她的全家带来的幸福。

经验之谈

女子血旺则阴盛而阳自足，元气充沛，血盛而经自调，胎孕易成。本案病人外邪损伐，患有癥瘕积聚（卵巢癌），手术及化疗伤及正气、气血耗损，骨髓抑制伤及肾根、气血两虚。中医认为，月事失常，经闭不行，血滞宜破，血虚宜温宜补。本案用温补脾肾、通调冲任、疏肝清解为法，以使肾气充盛、生化有源，血海满盈，冲任通利，月事以时下，继则培补调摄肾-天癸-冲任-胞宫生殖轴，使阴阳调和、水火既济、气血旺盛，出现“氤氲”“的候”，指导适时圆房，最终病去得嗣，阖家喜庆。

十六、冻胚竟然没用上

姑娘叫严可，朋友圈里都把她叫做CoCo。年轻人有自己的梦想，严可就想做点惹人注目的了不起的成绩，想象自己有朝一日如绚烂的烟花“噼里啪啦”升起在城市上空。然而，理想很丰满，现实很骨感。她实际上只是一家咖啡店的服务员，咖啡店开在闹市中心，门前马路上车辆和行人交织在一起，特别是上下班时间，像大峡谷的激流那样涌动。

空气里飘着灰蒙蒙的雾霭，马路两边高楼大厦鳞次栉比、巍然耸立。到了晚上，周边商店像碎金一样闪烁，一片灯火楼影。这是咖吧生意最好的时候，穿着圣洛朗衬衣、扎范思哲领带，绅士作派的男人带着卡通娃娃一样的漂亮女人挟着香风进进出出，演绎着旧时十里洋场沿袭下来的浪漫风情。严可笑靥如花，手脚不停，应酬着挑剔的顾客们，忙到深夜两点下班，已心力交瘁，回家上床有时甚至抬不起腿。

好容易熬到休息日，她清晨6点钟就得早早起床，赶地铁去宛平南路龙华医院挂李祥云教授特需门诊的号。专家门诊一号难求，预约要等很长时间，加号得看运气，如果当天门诊忙，加不上号，就白跑一趟。

天气晴朗，气温适宜，严可走出家门，心里总有点疙疙瘩瘩。结婚5年，因为各种原因，已经做了4次人流。等到万事俱备，下定决心备孕生子，却又怀不上孩子。2013年12月，严可去妇科医院做输卵管碘油造影，提示右侧输卵管通而极不畅，左侧通而欠畅。也许是想省事，也许是图侥幸，夫妇俩都没把造影结论放在心上，造成的后果是严可第二年发生了宫外孕，手术切除右侧输卵管。

多次手术，严可求子心切，加上屋里屋外人前背后、世俗偏见絮絮叨叨，婚后无子的精神压力让人心力交瘁。不得已，她求助试管婴儿技术，在一家有名的妇科医院连续4次取卵移植。一次次跑医院、一次次用激素、B超监测、宫腔镜备孕，折腾加折磨，结果一次也没有成功。

4次人流、1次宫外孕、4次试管婴儿失败，已经30周岁的严可的精神几近崩溃。做试管婴儿的主治医生建议她同时用中药治疗，说有报道中医中药对不孕症患者的试管婴儿治疗有提高成功率的积极作用，并点名让她找龙华医院的李祥云教授。

病案摘要

初诊：2016 年 12 月 19 日。

病人体质虚弱，头昏脑涨，腰膝酸软，月经延后，经行量少，带下清稀，测基础体温单相。舌苔薄，脉细。

月经史：14，4～7/30～40，量少，色黯，夹小血块。经期腹痛，腰酸。

我一边诊脉，一边对严可说：“你因多次流产，又多次取卵、移植，激素的刺激，宫腔镜的检查，如此耗气伤血，胞脉失养，加上瘀血阻络，以致胎孕不受。中医认为，身体亏了，脾肾两虚，气血不畅。从现代医学的角度看，是因为手术引起的继发不孕，主要病因是输卵管阻塞、黄体不健。”（参见 P16，“黄体功能不全”）

“可是我用了不少西药，也做了备孕的配合治疗。为什么连续四次试管移植都没能成功？”严可问。

“我看了你之前的病史记录，你还有过敏性皮炎、湿疹严重、皮肤过敏的病情没有说，这很关键，正因为过敏体质，在进行试管婴儿移植的过程中可能出现排异现象。四次移植都没有成功，与过敏排异有关，我会在中药里加入针对过敏的清解凉血祛风中药，慢慢调理，改善盆腔的生殖内环境，争取让你早日怀上宝宝。”

医嘱：量基础体温，观察月经周期排卵及内分泌状况。

严可服药后，症状有所好转，头昏腰酸减轻，基础体温也由原来的单相平直变为坡状起伏，虽然双相不明显，但较前有进展。月经1月15日，5天净，量少色褐，无痛经，稍有腰酸。1月19日的B超示左卵巢囊肿。

1月23日二诊，在初诊健脾益肾的基础上，我针对她的过敏体质和输卵管炎症梗阻病情加入清热解毒、活血通络、益气扶正、祛风止痒的药物，同时给予口服穿山甲粉，并保留灌肠治疗。

经过一段时间中药调理，严可感觉体力明显增强，脸上肤色也由原来的枯涩变得红润光滑，夜间睡眠正常，除稍有腰酸外，已无其他不适，一切均正常。每月如期行经，经行四天，色红，稍有血块，略感痛经，测基础体温双相，且每月期中基础体温上升良好。她一边服中药调理，一边继续做试管移植的准备。

咖啡吧的音响里放着舒曼的《梦幻曲》，吧台上泛着琥珀色的太阳光，像泼翻的苏格兰威士忌酒。在一众外国客人离开后，咖啡吧恢复了安静，严可的早班从10点到18点，她打电话让老公下班来接她。

下班时分，老公准时在对面马路的绿荫下等候，两人并肩走在淮海路上，那些灯光树影、巴黎春天哥特式的楼顶和步态从容的行人们，安然浮现在傍晚街景里，一种上海特有的风情和优雅氛围轻轻弥漫。严可告诉老公，自己在专科医院已先后取卵配成9枚冻胚，有李教授的中药“保驾护航”，有9枚冻胚的充分备孕，她心里踏实多了。

老公说：“等你生了宝宝，我天天带着宝宝来接你，一家三口一起逛淮海路。”

春夏之交，一直在服中药等候胚胎移植的严可，月经6月8日来潮，6天净。经水过期，停经32天后到医院测HCG为81.1 IU/L，提示妊娠。在经历过4次流产、4次试管种植失败后，通过中药调理，准备胚胎移植的她竟然成功地自然妊娠。这不仅让小夫妻俩喜出望外，也让在我身边候诊的病人惊讶不已。我叮嘱她遵医嘱继续服中药保胎。

2017年7月17日，严可孕39天，无恶心呕吐，嗜睡，血HCG持续升高。7月15日的B超示宫内早孕。严可基础体温高相稳定，因孕酮不高，我叮嘱她一定要认真服中药保胎。

2017年8月2日，严可孕74天，宫内胚囊34 mm×34 mm×31 mm，见胚芽，见卵黄囊及心管搏动。此时她恶心较剧，且有食欲不振、厌恶油腻、头昏倦怠、全身乏力等生理反应。服用我开具的保胎药，并适当休息后，各种不适渐渐消失，身体逐渐复原。

经常与严可在龙华医院同进同出、相知相熟的不孕症病人，悄悄与严可商量："你有9个备孕的冻胚，现在用不上了，能不能卖给我们？价格可以商量，我们知道你为取卵配对付出了太多，我们不会亏待你。"

严可不贪财，却很有同情心，切身体会同病相怜的姐妹们的痛楚，于是去咨询李教授该怎么操作。

李教授正色提醒她："买卖或是私下赠予人体组织，我国法律是不准许的，虽然你出于同情帮助的目的，但我们不能做违法的事情。"

严可对意欲买胚胎的姐妹们说："你们还是要相信科学，相信中药调理，相信李教授，我这么严重的情况都自然怀孕了，你们比我年轻，一定比我更有希望。万一跟我一样，有了冻胚却又自然怀孕了，不是多此一举吗？"

经验之谈

本案病人先是流产4次，损伤冲任胞脉，致输卵管通而不畅，之后又1次宫外孕、4次试管婴儿移植失败，经介绍来我特需门诊进行中药调理。病人既有虚证，又有实证，还是过敏体质。中医认为，实证治从破瘀通络，疏通输卵管；虚证健脾补肾，填精养血，补益冲任，促卵泡发育，成熟排卵，二者根据月经周期合理安排用药，同时用清解凉血、扶正益气药进行抗过敏治疗，终使多年不孕痼疾在取获9个冻胚备孕之际，一朝向愈、自然怀孕。

治疗过程中，我医嘱病人保留灌肠内外合治。这是由于手术引发输卵管炎性渗出，结缔组织增生，导致粘连不通。通过服药与灌肠内外合治，在活血祛瘀、恢复输卵管功能的基础上，促进机体巨噬细胞增生，吞噬功能增强，使粘连的结缔组织分解，并终使精卵结合，两精相搏，而致妊娠。

十七、比睡衣更关键的

兰珍从年轻时就喜欢睡衣，真丝的、雪纺的、纯棉的，无论哪种面料，穿在身上，感觉就像一蓬睡莲盛开在温馨迷人的夜晚。

这天，她与老公盛安一起逛街，刚刚入秋，地上落满秋叶，微风吹来，簌簌滚动。他们走在市中心步行街上，一地碎金闪烁的阳光，路旁是琳琅满目的商店。夫妻俩走进一家专卖店，一件蕾丝花边吊带睡裙吸引了兰珍的目光。这件睡裙质地轻薄柔软，样式典雅高贵，低胸收腰，有花朵装饰，巴洛克式的奢华风格被演绎得淋漓尽致。唯美、经典，穿在身上一定华丽优雅；四位数的标价，如果想拥有，也可以奢侈一回。售货小姐轻声细语地说，这是今年的最新款，价格是有点贵，但物有所值。这样精美的睡衣早让兰珍动心，加上轻柔软糯的促销旁白，真的让人有付款的冲动。但她还是放下了，沉静下心来，对身边的老公说："收腰的款式穿在身上很漂亮，但我喜欢睡觉时衣服宽松些。"

老公盛安知道她心疼标牌上的数字，两人从专卖店出来，盛安看到兰珍忍不住回头，透过橱窗玻璃再看一眼那件淡灰色的睡裙，猜想会被哪个狠得下心的女人收入闺中。

一周后，在夫妻俩的小窝里，兰珍沐浴后换上分体式的棉布睡衣，宽松袖，胸前有小熊图案。正要上床，老公突然问她："今天是什么日子?"既不是生日，也不是结婚纪念日，兰珍想了半天，也想不出所以然。

老公说："五年前的今天，我们初识，我第一次陪你逛街。"

兰珍想起来了，有点不悦地说："你好小气，第一次逛马路什么都不买，就请我吃了一碗面。"

"那时候我不是没有钱吗?"盛安说，"今天补给你。"

在兰珍惊喜的注目下，盛安打开精美的礼品盒盖，里面是她曾经心仪却没有舍得买的那件名贵睡衣。

"你真好，"兰珍喜极而泣，"可惜结婚都3年多了，我也没能给你生个孩子。"

"我正要和你说这个事。我去买睡衣，顺便到新华书店看了看，这是2016年7月出版和今年新到的新书。"盛安手里拿着一本淡黄色封面的《妇科疑难病治验录》和一本深红封面的《李祥云妇科疑难病诊疗笔谈》。

病案摘要

初诊：2017年10月16日。

兰珍，女，33岁。结婚3年，自然流产后2年未避孕而未孕。平时月经不规则，每每落后。经常腰酸，带下量多，色淡黄，畏寒肢冷。曾经在多家医院诊治，病情虽有好转，但仍有反复。近期测基础体温，黄体期短，上升迟缓，显示黄体功能不全。苔薄，脉细。

诊室里，兰珍告诉我，她2015年10月20日孕45天自然流产，未行清宫，此后再也没有动静。其间换了几家医院，看了好几个医生，也没能找到问题所在。

“做过什么检查?”我问兰珍。

兰珍取出检查报告单，2017年5月26日测血生殖内分泌(月经第2天)：促黄体生成激素(LH)、促卵泡成熟激素(FSH)、雌二醇(E_2)、睾酮(T)、孕酮(P)、泌乳素(PRL)都基本正常；2017年7月2日宫腔镜下行子宫输卵管通液术，提示双侧输卵管通畅。2017年8月20日月经第6天，B超显示：子宫42 mm×26 mm×33 mm，偏小，内膜、卵巢无异常，左卵巢内见11 mm×9 mm小卵泡，提示发育欠佳。

我为兰珍做了妇科检查。“有问题吗?”躺在检查床上的兰珍还没有起身，就急切地问。

“检查情况还可以，你确实没有太大的问题。但是从基础体温和目前症状看，你的黄体水平不够，中医认为属于脾肾两亏、阳虚气血不足。我给你用补肾温阳、健脾生血的方药，治疗一阶段，身体会好起来的。”(参见P16，“黄体功能不全”)

“想生宝宝，还需要做什么检查或吃其他辅助药物吗?”兰珍问。

“先服中药，如果需要其他检查和治疗配合，我会提醒你；如果不提醒，就暂时不需要，”我一边说，一边再叮嘱兰珍，“继续测量基础体温，到时候我会给你分析排卵情况，在排卵期夫妻在一起，平时要注意保暖，秋冬季节预防感冒。”

二诊：2017年11月5日。

病人诊后身体较舒，腰酸肢冷较前好转。末次月经10月24日～27日，经行量中，色红夹小血块，经前乳房胀剧，无明显痛经，基础体温未升，苔薄，脉细。

我一边开方，一边对照着兰珍近月测量的基础体温曲线，在预计的排卵日做了个记号，说：“这个时间可以试着同房，争取怀上宝宝。”

“不用做B超看看卵泡大小吗?”兰珍不放心地问。

“不用，”我鼓励她，“你的情况正在好转，要相信自己。万一试孕不成功，我们再做打算。”

治疗后，兰珍的身体有起色，加上李教授鼓励她试孕，兰珍心里特别高兴。回家整理床褥，对着橱里的睡衣一件件地看。她有好几件睡衣，冬天穿长的白色睡袍，毛茸茸的，一直垂到脚面；秋天的睡衣有棉布的、丝质的，穿着睡衣可以让每个长夜都温暖舒适。

等到李教授做出记号提示排卵的那一天，她特地梳洗干净后换上老公送她的淡灰色收腰睡裙，早早躺在床上。老公也心有灵犀，放弃心爱的足球赛电视直播，熄灯上床，美丽的睡裙似乎被赋予了一种灵气，夫妻俩在美好的交融后心满意足地沉沉入睡。

三诊：2017年12月1日。

病人末次月经10月24日，经水过期，基础体温高相18天，无其他不适，测血HCG 34.8 IU/L，诊断早孕，苔薄，脉细滑。

我提醒兰珍一是忌房事，二是饮食清淡，预防感冒腹泻，同时继续测基础体温，每星期来龙华医院服中药，补肾安胎。

兰珍一直保胎到孕3月止，随访2018年7月31日顺产一男婴，母子健康。

经验之谈

病人月经不调，每每落后而行，经行量少。冲任失调多与脾、肾、肝有关。脾虚，生化乏源，生血不足；肾虚，肾乃先天之本，主天癸消长为生育之根；肝病不能注血冲任，冲任血海不足，则月经后期，经行量少。冲任失调，卵泡发育欠佳，黄体功能不良，黄体期短。《女科旨要》曰：“经事延期，多见虚寒。”《傅青主女科》载：“脾气之虚，肝气之郁……成带下之病。”故治则以温肾健脾，疏肝调经为法。

病人2年未孕，曾去多家医院诊治，均未取得疗效。换医生太多，对病人指导不够，或者各有说辞，让病人无所适从。不孕症治疗之关键是促进卵泡发育成熟，抓住月经不调、黄体不健、卵泡发育欠佳、经行量少、腰酸肢冷的特点，给予脾肾双补，促进卵泡发育。正确利用基础体温，待卵子排出，及时指导病人在排卵期（“氤氲”“的候”）房事，增加受孕概率。有些病人不知道自己的排卵期，尤其月经不规律者。帮助其找到排卵期，或利用B超监测排卵期与卵泡发育成熟度，此甚为重要。根据基础体温，若高相超过18天，就有妊娠可能，应及早化验尿HCG，一旦确诊早孕，及早服用中药认真保胎治疗。

十八、背井离乡20年，重归舞台

茅婷婷年轻时渴望当一名舞蹈演员。她七岁起练基本功，压腿、擦地、翻身、跳跃、旋转，提升体能，塑造形体。她长得也漂亮，眼睛很美，扑闪着长长的睫毛，一口外地方言，说普通话像演话剧，身段苗条，步态轻盈。

命运在她18岁时骤然逆转。父亲时任艺术学院的美术教师，家里门庭若市，前来探望拜访的学生络绎不绝。深得父亲赏识的徐大为，俊朗清瘦，温文尔雅，举手投足尽是书卷气。每次来访，婷婷去开门时，他的眼眸里都盛满温柔和爱意。一次父亲外出，他突然来访，站在门口对婷婷说：我是来向你告别的，我已经毕业了，要去上海工作。不知为什么，茅婷婷心像涨了潮，冉冉蔓延到眼眶，遽然泪眼婆娑。徐大为站在门口不走，眼如繁星：“婷婷，跟我一起走。”

许是女人易为情痴，许是姻缘注定。茅婷婷与徐大为双双来到上海，由此她放弃了舞蹈梦想，在一家私企朝九晚五当一名文员。时光清苦，薄薪度日，都无怨无悔，可她偏偏水土不服，身体不适，疾病缠身。先是被检出子宫肌瘤，还不是那种无大碍的小肌瘤，居然一长就长到直径10厘米，2006年在专科医院行腹腔镜下子宫肌瘤剥离术。没想到手术后又复发，长出数个小肌瘤。这且不说，2013年，茅婷婷怀孕到90天居然胎停，然后就自然流产了。

这几年上海的城市越来越美丽，可是跟着徐大为来上海的茅婷婷，却由当年袅袅婷婷、丰姿绰约的美女，被妇科疾患折磨成蓬头垢脸、面黄肌瘦的“老菜皮”。她终日无精打采，隔三差五跑医院，而且转眼都39岁了，流产后就没有怀过孩子。

跑过多家医院，反复诊治无果的茅婷婷来到龙华医院的特需门诊，求助李祥云教授。

病案摘要

初诊：2013 年 3 月 19 日。

病人子宫肌瘤术后 7 年，2006 年行腹腔镜下子宫肌瘤剥离术，直径 10 cm。2013 年 1 月 28 日的 B 超提示多发性子宫肌瘤，最大 32 mm×28 mm×20 mm。1999 年人流一次。2013 年 1 月孕 90 天胎停，自然流产，未清宫。

月经 5 天净，量中，色红，夹血块，少腹隐痛，腰酸，经行乳胀。苔薄尖红，脉细。

妇科检查见子宫孕 7 周大小，附件无异常。

我对茅婷婷说："子宫肌瘤一般属于妇科良性肿瘤，与体内激素紊乱以及慢性盆腔炎症有一定关系。子宫肌瘤术后有一定复发概率，中医称本病为'癥瘕'，由肾气不足、气血瘀滞而成，中药有一定治疗效果，不过要坚持吃药。"

"我 39 岁了，还能怀孕吗？"茅婷婷的眼里泛起了泪花。

我说："育龄妇女 35 岁生育能力开始走下坡路，你 39 岁，确实没有优势，但也不是完全没希望。先检测一下血生殖内分泌、血液流变和相关抗体，再坚持每天测量基础体温，坚持服中药，慢慢提升卵巢功能，促进卵泡发育和排出，还是有望怀孕的。"

得到我的鼓励，茅婷婷眉头舒展了不少。我同时让她适当参加体育活动，关照她一定要心情开朗，增强体质，为治好疾病、怀上宝宝打好身心基础。

回到家里，老公徐大为对茅婷婷说："你从小习舞，还是去练习跳舞吧。"

"都什么年龄了，还去跳舞？招人笑话呀？"

徐大为说："你看小区里退休的大妈还每天跳广场舞，你总比她们年轻吧？我打听过了，我们街道有一个民族舞蹈社团，每星期活动两次，经常参加市里区里群众文艺大赛，你去报名参加吧。"

毕竟有"童子功"在身，重进练功房的茅婷婷克服肌肉松弛、关节紧张的困难，重新舒展身姿。同伴们惊讶地发现，到底曾经是专业人士，人到中年的婷婷风韵犹存，举手投足间让舞蹈语言尽情发挥，给群众文化平添一道华彩亮色。

二诊：2013 年 4 月 3 日。

病人末次月经 3 月 27 日，6 天净。3 月 30 日血检：促黄体生成激素（LH）4.03 IU/L、促卵泡成熟激素（FSH）12.28 IU/L、雌二醇（E_2）53.89 pmol/L、睾酮（T）0.48 nmol/L、孕酮（P）0.5 nmol/L、泌乳素（PRL）328.38 mIU/L；红细胞变形指数 0.58↓，抗子宫内膜抗体（—），抗精子抗体（—），抗心磷脂抗体（—）。舌淡苔薄，脉细。

我看了报告，对茅婷婷说，"你卵巢有早衰趋向，其他指标还可以。我给你用补益肝肾、养血调经、祛瘀散结的中药，让卵巢功能慢慢恢复。回家要继续量基础体温。"（参见 P70，"卵巢早衰"）

茅婷婷按照医嘱，一边服药一边测基础体温，经过一段时间的调理，基础体温由最初的锯齿形逐渐形成双相，身体的自我感觉也一点点好起来。业余时间坚持舞蹈训练，她被同伴推举为舞蹈队的队长。夏秋之际，她率领团队参加迎国庆群众文化舞蹈大赛，老公徐大为坐在台下看她表演。

大幕拉开，年届四旬的婷婷身着金色舞衣，手执火把，步上舞台，合着青春舞步，激昂跳跃，红艳艳的绸带在她的周身、臂膀间盘旋缠绕，上下转动，飞扬飘舞。这时音乐旋律达到欢快的高峰，她在空中舞动生成的绸花就像快乐的音符、闪耀的火苗、漫天的红霞，在蓝天白云间纵情飞舞，把火热奔放的激情传递给在场的每一位观众。徐大为跟着观众热情鼓掌，赞叹不已，整个会场成了欢呼的海洋。

2013 年 9 月 11 日，茅婷婷测基础体温高相 11 天，自测尿 HCG 弱阳性。她赶到医院向我报喜，同时又忐忑不安，既担心试纸不准，又担心胚胎没长牢。我先祝贺她怀孕，再关照她继续测基础体温，预防感冒、腹泻，这段日子要禁房事。随访，血 HCG 显示数值上升良好；B 超显示宫内妊娠，胎儿发育正常。

茅婷婷坚持中药保胎，最终母安子健。

经验之谈

子宫肌瘤属中医“癥瘕”范畴，为气滞血瘀、痰湿瘀结、湿热瘀阻及肾虚血瘀所致。病人流产后肾气虚弱，胞宫气血瘀滞，结而成癥，故见肌瘤，肾虚血瘀，胞脉阻滞，痛经，肝气郁结，经行乳胀，有血块。治以补肾祛瘀，疏肝行气，调理冲任，兼顾补肾助孕、化癥消瘤。二诊血检提示病人卵巢功能下降，用药重在补肾，助养卵泡和促排卵，治疗数月，终如愿受孕。

我治疗子宫肌瘤常用补肾祛瘀方，该方补肾活血、活血消癥，已收入张玉珍主编的《中医妇科学》(普通高等教育“十一五”国家级规则教材)。本例病人子宫肌瘤术后复发、多发性，子宫内膜偏厚，以祛瘀散结为主，兼顾补肾、调冲任，病人 FSH 偏高，用血肉有情之品有较好疗效，并于孕后保胎。

患子宫肌瘤者，孕后还应注意 B 超监测。因为有的病人孕后子宫肌瘤还会继续发展长大，甚至有子宫肌瘤红色变性，故应重视。

进阶阅读（关于卵巢）

1. 卵巢是怎么生产卵子的

卵巢是一对扁平呈灰白色的椭圆体器官，表面凹凸不平，成年女性之卵巢大小约为4 cm×3 cm×1 cm。卵巢由皮质和髓质构成，卵巢表面无腹膜。外层是皮质层，是卵巢的主要部分。内有数以万计的始基卵泡与各级生长发育的卵泡。此外，还由黄体、白体及退化形成的残余结构和间质组成。髓质与卵巢门相连，由疏松的结缔组织、血管、神经、淋巴管等构成。

女性出生后，每个卵巢大约有10万个以上的始基卵泡，以后也不会再形成新的始基卵泡，这些始基卵泡一直处于静止状态达10余年之久，当青春发育期才开始活动，之后出现月经。女性正常发育成熟后，每个月有一个正常的卵子排出，卵子就是我们生命的起源。女性一生中有400～500个卵泡发育成熟并排出。

卵巢的另一大功能是产生女性性激素，主要是雌激素和孕激素。雌激素在女性月经周期中出现两个高峰，一个是在月经周期的前半期，即排卵前，主要来源于卵泡内膜细胞；另一个高峰在排卵后，来源于黄体细胞。在排卵前的高峰略高一些，排卵后变低。第二个高峰出现在排卵后的7～8天，但较第一个高峰略低。女性怀孕后，胎盘会产生大量的雌激素，故而女性妊娠后雌激素水平增高。

女性性激素中的孕激素也是很重要的激素，其来源是黄体细胞，当然也产生雌激素，孕激素的分泌在排卵后2～8天，黄体成熟期形成一个高峰。怀孕后，黄体一直持续维持一段较长时间。因妊娠后胎盘会大量分泌孕激素，故孕后测量孕激素水平高低就能判断孕后胚胎的情况。此外，卵巢还能生成少量雄激素（睾酮）。

2. 关系生育的性激素

雌激素与孕激素在女性性周期中各司其职，发挥着不同的生理功能。

雌激素的生理功能有：①使子宫肌增厚，宫体血运增加，促使子宫体发育，提高子宫敏感性，加强子宫收缩力。②促进输卵管发育，并使其蠕动增加，出现输卵管纤毛细胞，有利于受精卵向宫腔运行。③使阴道上皮细胞增生、角化，使阴道上皮细胞糖元增加，增加阴道抵抗力。④使外阴、乳房发育。⑤促使卵泡从始基卵泡发育至成熟卵泡。⑥有助于卵巢积蓄胆固醇，胆固醇可转化合成为雌激素与孕激素，并通过对下丘脑促性腺激素释放激素的影响，控制垂体促性腺激素的分泌。⑦对冠心病、骨质疏松有一定预防作用。

孕激素可促使子宫和乳房发育，使子宫内膜由增生期转变为分泌期，为妊娠做好准备，与雌激素起到协同作用。此外，在子宫的收缩、输卵管的蠕动、子宫颈黏液的变化、阴道上皮细胞的角化和脱落变化，以及对水、钠作用等方面分析，孕激素与雌激素又起到拮抗作用。

雄激素在女性中尽管不占主导地位，但也起着某些生理作用。雄激素能拮抗雌激素的生理功能，减缓子宫及子宫内膜的生长，还能促进蛋白质的合成，促进肌肉生长，刺激骨髓中红细胞的增生。在男性中，雄激素促进男性生殖器官的发育，产生精子，促进与维持男性的第二性征，使肌肉丰满发育、骨髓增长。

3. 卵巢异常导致哪些病症

卵巢病变的常见病因与病理如下。

（1）月经不调

月经不调的范围很广，凡是月经的周期、经期、经量出现异常，或经色、经质的异常等均称为月经不调，常见病有月经先期、月经后期、月经不定期、月经过多、月经过少等。可因营养状况不良、慢性病、生活环境改变、精神因素刺激等，影响卵巢的分泌功能，使之失调。

如果雌激素分泌不足，则使子宫内膜变薄，经行量过少；反之，如果雌激素分泌量过多，则使子宫内膜生长过厚，经行时子宫内膜脱落过多，月经量就增多。如果排卵延迟，致使黄体形成较晚，孕激素分泌亦延迟，故月经后期；反之，排卵较早，会使月经先期；如果排卵不规则，则月经会先后不定期。

除上述原因之外，还可因工作压力过重、过度疲劳，或乱服性激素药物，或大量镇静剂影响性轴的调节，使下丘脑、垂体所分泌的激素，如促卵泡成熟激素（FSH）、黄体生成激素（LH）的分泌不正常，进而影响卵泡的发育，或使卵泡成熟度不佳，致使雌激素、孕激素分泌不正常，也可引起月经不调。

（2）黄体功能不全

卵泡在排卵后，卵泡膜会形成黄体，黄体的细胞会分泌雌激素和孕激素。一般而言，在排卵后的7～8天达到高峰，由于孕激素的作用能使增生期的子宫内膜转化为分泌期。分泌期的子宫内膜为受精卵的着床做好准备，如果受精卵着床了，则子宫内膜就会继续生长下去，为受精卵提供分泌需要的营养；如果未受精，则子宫内膜会萎缩而月经来潮。一般而言，正常卵巢黄体期为10～14天。

如果黄体分泌孕激素不足，则子宫内膜分泌反应不良，此称黄体功能不全（LPD）。黄体功能异常者可分为黄体发育不健全（黄体不健）与黄体萎缩不全两类，临床上以黄体发育不健全为多。临床常见病有月经先期、月经后期、月经先后不定期、期中出血、不孕症、孕后易流产等。

有报道称，由于黄体不健而导致不孕的发生率约占15%，在复发性流产者中可达35%。黄体功能不全的产生可因下丘脑、垂体的激素分泌失调，或过度紧张疲劳、暴怒、严重营养不良、大病久病后等诸多因素影响大脑皮层，进而干扰性腺轴的调节，影响卵巢功能，使黄体不健，分泌孕激素不足。

此外，流产后清宫，损伤子宫内膜，使之变薄，对雌激素、孕激素的反应变差，从而影响性轴的调节，尤其是影响黄体生成激素的分泌而致黄体不健。病人有某些妇科疾病，如多囊卵巢综合征、子宫内膜异位症、盆腔炎、高泌乳素血症等，以及不合理使用促性腺激素、克罗米芬等药物，均可影响体内激素水平的变化，从而使黄体功能分泌不足而致黄体不健。

（3）多囊卵巢综合征（PCOS）

该病是以雄激素（睾酮）过多的临床或生化表现、持续无排卵、黄体生成激素过量、卵巢多囊卵巢改变为特征，还常伴有胰岛素抵抗和肥胖的病变。该病因至今不明，推测由于精神过度紧张、情绪不稳定、生活不规律、饮食不正常、工作压力过大、运动少、睡眠不足等诸多因素影响，使下丘脑-垂体-卵巢性轴的调节功能失常，促性腺激素脉冲释放，继则影响垂体促性腺激素的分泌与释放，使LH/FSH比例增大，故而不排卵。

此外，外周组织对胰岛素的敏感性降低，

胰岛素的生物学效能低于正常，此为胰岛素抵抗。多囊卵巢综合征病人，约有50%者存在胰岛素抵抗，或代偿性高胰岛素血症。过量的胰岛素作用于垂体的胰岛素受体，能增强黄体生成激素的释放，并促进卵巢和肾上腺分泌雄激素、睾酮增加。临床上常出现高睾酮、高胰岛素血症的患者。除表现为黄体生成激素不正常外，还可出现闭经。

多囊卵巢综合征病人还存在脱氢表雄酮(DHEA)及脱氢表雄酮硫酸盐(DHEAS)的升高，这种升高提示过多的雄激素来自肾上腺。多囊卵巢综合征病人常表现为月经不调、婚后不孕、多毛(唇毛、阴毛密集延及肛周等)、痤疮、肥胖、黑棘皮症(颈背、腋下、乳房下皮肤皱褶增厚)的灰褐色色素沉着。

测基础体温为单相，B超显示卵巢增大，一侧或双卵巢有超过12个直径为2～9 mm的无回声区(小卵泡)，有的呈现围绕卵巢边缘成车轮状排列的特点，称为“项链征”。B超连续监测，未见有成熟的卵泡发育及排卵迹象。

(4) 闭经

闭经有原发性与继发性之分。原发性闭经指女性年龄超过13岁，第二性征未发育；或年龄超过15岁，第二性征已发育，月经尚未来潮。继发性闭经指曾有行经后，又停经6个月，或按自身原有周期计算，停止三周期以上者。因妊娠期、哺乳期，以及绝经后的闭经为生理性闭经，不属于病态。

中医文献中记载有“暗经”，是指女性终身不行经，但能正常妊娠生育。“避年”，指身体无病，一年行经一次。“并经”，指身体无病，每二月行经一次。“居经”，指身体无病，每3个月行经一次。“歇夏”，指每到夏天即经闭不行。这些均属于特殊的生理现象，不按闭经论处。

闭经是很多妇科疾病的一种常见症状，现在世界卫生组织(WHO)将闭经归分为三型：Ⅰ型为无内源性雌激素产生；Ⅱ型为有内源性雌激产生；Ⅲ型为促卵泡成熟激素升高，提示卵巢功能衰退(竭)。发生闭经的原因很多且复杂，因而也是难治之症，譬如精神因素如过度紧张或恐惧或忿怒、工作压力重、生活环境改变、患慢性消耗性疾病、营养不良、服用某些药物如避孕药等；患有某些疾病，如卵巢肿瘤、垂体肿瘤、多囊卵巢综合征、溢乳-闭经综合征、高泌乳素血症、卵巢早衰、甲状腺病变、染色体病变等。凡是影响性轴的任何一个环节出现故障，均可致闭经。

(5) 不孕症

女性未避孕，性生活正常，12个月未妊娠者称为不孕症，男性称为不育症。不孕症分为原发性与继发性两类。从未有过妊娠史、未避孕而未妊娠者称为原发性不孕；既往有过妊娠者，而后未避孕，12个月未孕者，称为继发性不孕。

我国不孕症发病率为7%～10%。常见不孕因素为盆腔因素，约35%。其中病因有输卵管异常、输卵管炎、盆腔炎、盆腔粘连、子宫内膜异位症、子宫内膜炎、子宫内膜息肉、宫腔粘连、子宫肌瘤、卵巢囊肿、子宫畸形等；另有排卵障碍，占25%～35%，可见有多囊卵巢综合征、黄体功能不全、促性腺激素低下、黄素化卵泡不破裂综合征等病症。此外，尚有免疫因素，如抗精子抗体、抗子宫内膜抗体、封闭抗体缺乏，还有精神因素等。

男性不育因素有先天、后天因素所致精液异常，包括少精症、弱精症、精子畸形率高等。此外，还有性功能异常，如性器官发育不良、勃起功能障碍、阳痿、早泄、不射精、逆行射精等。男性也有免疫因素，如抗精子抗体阳性等。再者精神因素也不能小觑。还有体弱多病、慢性疾病如糖尿病等。

男女不明原因不孕，占不孕症的10%～20%，与夫妻双方性生活不和谐、双方生育力均低下、免疫因素、遗传因素等相关。

（6）卵巢早衰（POF）

卵巢功能衰竭（退）可导致 40 岁之前即出现闭经的现象，出现潮热多汗、面部潮红、性欲低下、闭经、不孕等症状。当年龄＜40 岁闭经，时间≥6 个月，血 FSH（促卵泡生成激素）＞40 IU/L，即有助于诊断。

一般认为卵巢早衰与自身免疫性疾病相关。感染病毒，如单纯疱疹病毒、腮腺炎病毒等也可引起卵巢炎或免疫性卵巢损伤，出现抗卵巢抗体，而致卵巢早衰。在出现卵巢早衰前，可出现月经稀少或月经紊乱、潮热汗出、心烦健忘等围绝经期的表现。有些病人还有皮肤干燥、骨质疏松、衰老表现。另外，生活不规律、抽烟喝酒、精神压力过大、失眠焦虑、紧张、激动、饮食不合理、喜膏粱厚味、过度肥胖等，均可影响内分泌的正常调节而致卵巢早衰。

有时为治疗不孕，用促排卵的方法提升怀孕率，用药量过大时，对卵巢杀伤力亦大可致卵巢早衰。某些卵巢手术，如卵巢囊肿一侧或双侧切除手术，使卵巢组织受损，功能减退，内分泌水平下降，也可导致早衰。个别病人无明确病因，属于特发性卵巢早衰。有些病人发病还与家族、遗传因素有关。

本病应早发现，早治疗。诊断包括 FSH（促卵泡生成激素）升高，继则 LH（黄体生成激素）增高，血 E_2（雌二醇）明显降低；卵巢活检，无始基卵泡；测血 AMH（抗苗勒氏管激素）可了解卵巢的储备功能，正常值为 2～6.8 ng/ml，当 AMH＜2 ng/ml 提示卵巢储备功能不足，＜1.26 ng/ml 预示卵巢储备功能低下，＜0.5 ng/ml 则为严重功能下降，＜0.085 ng/ml 作为绝经的界线。

4. 经验方——助黄汤

西医治疗卵巢异常的常用方法有激素治疗，可选用雌激素、孕激素、雄激素等单独治疗，也可将雌激素与孕激素合用，行人工周期治疗；还可用促排卵治疗，止血剂治疗，手术，如卵巢楔形切除、卵巢打孔术等。

中医常用方剂为四物汤、八珍汤、调肝汤、归肾丸、苍附导痰汤、毓麟珠、艾附暖宫丸、柴胡疏肝散、助黄汤（经验方）等。由于方剂较多，仅以本人经验方助黄汤为例介绍。

取名助黄汤，顾名思义即帮助卵巢黄体。前文介绍了卵巢的功能，既产生卵子，又分泌女性激素。黄体在女性月经、孕育中起着极为重要的作用。经数十年的临床经验用药观察，我在总结疗效的基础上创立了“助黄汤”。该方在 20 世纪 90 年代申请到了上海市卫生局的课题资助。我们进行了动物实验与临床观察，发现其改善 LH、E_2 明显，增加了受孕率，明显改善了性轴的调节功能，相关论文在《中医杂志》上进行了报道。

助黄汤组成包括熟地、苁蓉、枸杞子、菟丝子、仙灵脾、鸡血藤、红花、肉桂、香附。方中熟地、枸杞子补肾益精血；苁蓉、菟丝子、仙灵脾强肾助阳，促黄体生成、卵子发育；鸡血藤行血补血；红花、香附疏肝理气活血，促卵泡成熟卵泡排出；肉桂温中补阳，通行血脉。全方共奏补肾疏肝活血之效，促排卵。

卵巢病变的原因很多，以助黄汤为基础方，根据病人的不同症状表现，可以加减变化应用。在黄体功能不全、月经不调、排卵障碍（卵泡发育不良及黄素化卵泡不破裂综合征）、性功能减退等方面，助黄汤均有较好的疗效。

特别关照

单方验方治疗

1. 草药单方：①鲜大蓟 100 g、鲜小蓟 100 g 洗净，用冷开水浸泡后，捣烂，取汁弃渣，用开水冲服，治月经过多。②益母艾叶汤：益母草 15～30 g、艾叶 6 g、生姜 6 g，煎汁弃渣后加适量红糖，治因寒而致的月经不调。

2. 食疗验方：①棉根红枣汤：棉花根 30～60 g，加红枣 10 枚，煎汤，治因气虚而致的月经不调；②瘦肉鱼膘（鱼胶）蒸鸡蛋：瘦肉 60 g，先将鱼胶（鱼膘）50 克用温水泡软切碎，加 3 枚鸡蛋，放适量黄酒、细盐、葱花、生姜末，调匀后，放火上蒸熟后当菜吃，能补肾益精，滋养筋脉。治体弱而致的月经不调、男性精少滑精等。

注：此方是一个宁波病人送我鱼胶时所介绍的，还可加桂圆、红枣等。这方也符合我们中医《内经》所指的“四乌贼骨-芦茹丸”治血枯经闭的方子，方由乌贼骨、鲍鱼、雀卵、茜草四味药组成，乌贼骨、鲍鱼就相当于鱼胶、雀卵（用鸡蛋）。

第四章 那层滋养「土地」

我们吃的粮食、蔬菜、瓜果等，来自哪里？全部是土地里生长出来的，是大地哺育了我们。而我们人类来自哪里？是受精卵。受精卵的生长发育，在子宫内膜层。子宫内膜层就相当于土地。

一颗粮食的种子，或一株蔬菜的种子，种在疏松肥沃的土地里就能很好地发芽生长，茁壮成长。但它在沙漠贫瘠的土地里就会生长不良，或枯萎凋亡。同样，受精卵也是一颗种子，在优良松软的子宫内膜层内，也会像庄稼、蔬菜那样茁壮地成长，会形成一个胚胎，再进一步变为一个胎儿。

种子有优有良之分，受精卵也是这样。本章不讨论“种子”，而特别说“土地”的问题。看看在“土地”贫瘠的情况下，我们怎么“施肥改良”，将胚胎保留下来，使之不被“淘汰出局”。

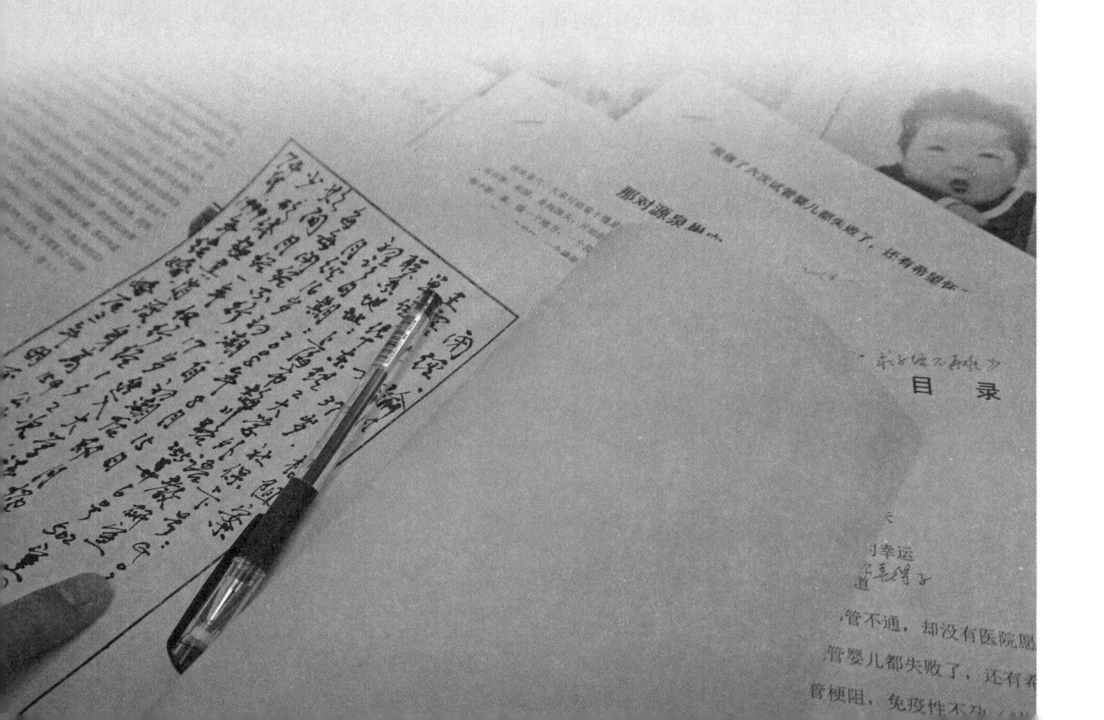

十九、频繁流产伤了“地”

曹玲娣已经连续好几个月失眠了。晚上坐着看电视，明明有些困倦，可是她一上床，却又清醒起来，闭上眼睛辗转反侧，就是睡不着觉；有时一上床幸运地合眼睡了，但到半夜里就会醒，然后就再也没法入睡，眼睁睁等着天亮。

老公张玮对她说：“你心里什么也不要想，就默念1、2、3、4、5……”

“晚上睡觉我什么也没想呀。”曹玲娣说。

说不想，是尽力不去想，但有些事情即使不去想，也会堵在心上，硌得人难受，让她白天没有精神，晚上睡不好觉。

曹玲娣今年30岁，结婚已经七年，至今没有孩子。她想去做试管婴儿，可检查下来子宫内膜太薄，用了激素，经过一段时间治疗观察，效果不明显，做试管婴儿的生殖中心表示爱莫能助。

曹玲娣心里沮丧，自己这辈子，特别是结婚之后净遇到烦心事。她从小好胜心强，进一家中外合资企业工作后，业务竞争上勇于担当，处处领先，可是因为学历不高，每到升职提拔就没有优势。她不甘心，下决心在职考研，接受继续教育，却偏偏在收到录取通知书时，发觉自己怀孕了。要文凭，还是要孩子？曹玲娣和老公商量后，觉得彼此还年轻，孩子随时可以要，但在职读书的机会可不是想要就能要的。曹玲娣在老公的支持下，毅然决然走进医院的人流手术室，而且连续做了两次人流。人流手术后，她兼顾工作、学习，作为主妇，柴米油盐、鸡毛蒜皮事又不让她省心，结果不小心自然流产1次。之后，不仅月经不正常，量少淋漓，更是落下腰酸头痛、浑身乏力、夜里睡不着的毛病。

古话说：“逢魔遇佛皆为度化，雷霆雨露俱是天恩。”曹玲娣抱怨自己老是与病魔打交道，从来没遇到过“吉祥佛”，隔三差五就遇上一场雷霆，劈头盖脸砸得她喘不过气来，这病病歪歪的日子熬到什么时候才是头。

老公张玮打听到龙华医院有专治妇科疑难病症的李祥云教授，就带着她预约了特需门诊的号，求助于中医治疗。

病案摘要

初诊：2015年1月23日。

曹玲娣，30岁。结婚7年，近1年未避孕而未孕。

2011年人流2次，自然流产1次。妇科专科医院的B超检查提示：子宫大小正常，内膜4 mm，经前仅5 mm，曾予补佳乐（戊酸雌二醇片），开始2片一日，渐增至6片一日，内膜增至6～7 mm。

目前经期尚准，经行量少、淋漓，8～10日方净，时有腰酸，带下量少，性欲淡漠。因服用激素，未测血生殖内分泌。目前仍在服补佳乐（戊酸雌二醇片）治疗。苔薄，脉细。

“我怎么这么倒霉，近几年身体越来越不好，上班头晕脑涨，无精打采，上课思想不集中，一听课就犯困，可到了晚上，躺到床上反而睡不着觉了。”曹玲娣抱怨说。

“过于疲劳，加上两次人流、一次自然流产，损伤内膜，中医认为这是脾肾二虚，气血不足。我给你用健脾益肾、调补精血、养心安神的药物，”我对她说，“身体要慢慢恢复，不能操之过急，心情要开朗，热爱生活，劳逸结合，适当参加文体活动，对身体健康有好处。”

我告诉曹玲娣，因服补佳乐(戊酸雌二醇片)时间太久了，加之收效不明显，经净后可以停服，并测基础体温。

看完门诊，夫妻俩从医院出来，曹玲娣说：“李医生让我开心一点，可我就是开心不起来，怎么办？”

“想开点呀，”老公开导她说，“人生在世，总有顺风顺水、幸福快乐的日子，也总会有磕磕碰碰、遇到失败挫折的时候，得好卖乖、得意忘形，或是陷入困境、不能自拔都是不明智的，在困难的考验中坚持品性，走出一条新路，才是人生最大的智慧。”

二诊：2015 年 2 月 6 日。

病人诊后睡眠有所改善，月经未行，自感将至，平时经行量少，刻下乳胀，腰酸，苔薄，脉细。

我说：“你马上要来月经了，这次我给你用疏肝养血、活血调经的中药，使内膜脱落良好，经血顺利排出，阴阳转化有序。经后再用温肾养血的中药，促进排卵，就有受孕的机会。”同时，我给予病人心理疏导，告诉她要树立信心，这不是顽疾，坚持服药会有好结果的。接下来，我关照她测基础体温，适当做 B 超监测子宫内膜和卵泡发育状况。

曹玲娣问：“B 超监测该怎么做？”

“月经的第 10 天起，隔天去医院做一次 B 超检查，观察卵泡发育和子宫内膜情况。”我回答道。

封闭严密的环形玻璃窗下，一个典型的商贸中心耸立在阳光中。顾客站在自动扶梯上徐徐上行，中心各个楼面有时装、电子产品、专业书店、餐饮、电影院，还有穿梭往来、衣衫斑斓的人群。

“我们单位不像你们机关，上班就像打仗一样，手里有干不完的活，手机里有读不完的微信信息，不是老板发来的指令，就是客户的咨询。下班后，我还要一周两次去读书，回家做作业，要应付考试。现在又多了出 B 超监测的事情，请假还要看主任脸色。你倒好，还让我陪你逛街？”曹玲娣一边走，一边不情愿地抱怨。

张玮把妻子带到一个幽雅的休闲室，坐定后，亲自动手，用一套小巧的茶具泡制工夫茶，将开水细细斟入一盏装满茶叶的盖碗中，闷了一会儿，分别沥入两只极小的茶盅。曹玲娣急道：“我哪有时间喝工夫茶，快回家吧。”

张玮叹道：“这里不是茶馆，是书店。”果然，周围是书架，墙壁上挂着名人名言。

莎士比亚——书籍是全世界的营养品，生活里没有书籍就像没有阳光。

普希金——书籍是我们的精神食粮。

培根——读书可以消遣。

张玮说：“李教授让你精神放松，心情开朗，你不能老是想着工作、学习、吃药、做 B 超。这样你累不累呀？你还是要劳逸结合，愉快生活。记得我刚认识你时，你喜欢读书。读书可以陶治情操，增长知识，还是一种美学享受，点缀人生，消除疲劳，增添快乐，减少浮躁，增进自信。读书治学还可以健脑强身，养生祛病，促进身心健康。”

“你就会胡说八道。”曹玲娣嗔道。

张玮取出一张陈旧的信纸：“这是你当年写给我的信，我说的这些话都是当年你写在信里给我的，这才几年，你就都忘了？你得的是不孕症，不是健忘症。”

“我现在一看到书就头痛。”

张玮从书架上取来一本《唐宋诗集》，翻开，指给她看一首陆游的诗：“儿扶一老候溪边，来告头风久未痊，不用更求芎芷辈，吾诗读罢自醒然。”

张玮继续说：“你看看，古人不用吃药，读诗就把头痛病治好。想治好病，还是要保持健康心态，让我们一起回到当年的年轻岁月，更何况你也不老。”

三诊：2015 年 3 月 20 日。

病人月经 3 月 8 日来潮，7 天净，不再淋漓。3 月 18 日专科医院 B 超检查示，子宫正常大小，内膜 5 mm，左右卵巢各有数枚直径小于 10 mm 之卵泡，带下中等，基础体温未升，苔薄，脉细。

四诊：2015 年 4 月 17 日。

病人上月基础体温高相缓行上升 9 天，即于 4 月 7 日月经来潮，6 天净，心情愉悦，睡眠已好转，唯经前明显乳胀，苔薄，脉细。

我对曹玲娣说：“治疗有明显进展，再接再厉，继续用健脾养血、补肾、促排卵中药，争取早日怀孕。”

我医嘱其测基础体温，并监测排卵，推测排卵日行房事。

五诊：2015 年 6 月 19 日。

病人末次月经 5 月 6 日，6 天净。病人曾于 4 月 19 日(月经周期第 13 天)B 超示左侧卵泡 19 mm×18 mm×18 mm，已成熟，子宫内膜厚度 8 mm。4 月 22 日再次 B 超检查见已排卵。现经水过期 3 天，自测尿 HCG 阳性，诊断怀孕。随症加减中药保胎至 3 个月。

2016 年 3 月，曹玲娣生一男孩，母子健康。

经验之谈

人流后子宫内膜损伤变薄，不能接受孕卵着床而无法孕育，犹如一片土地，土壤贫瘠而不能使种子生长发芽一样。月经来潮及孕育是由雌激素、孕激素来调控的。子宫内膜的生长、分化、容受性，以及胚胎的着床，都与这些激素息息相关。

从理论上讲，激素可使子宫内膜生长，成为增殖期。孕激素在雌激素使内膜增殖期的基础上变为分泌期，使内膜完善、变肥厚、血供充盛，易于受精卵的着床发育。但实际并非如此完美，因雌激素发挥作用必须有一个受体接受，即靶细胞，具体而言要有雌激素受体、孕激素受体。如果用补佳乐(戊酸雌二醇片)治疗，由于受体不足，孤掌难鸣，同样发挥不了作用，尽管用量不断增加，从每天 2 片增加至每天服 6 片(曾有病人每天用到 12 片)仍无济于事，内膜不能增厚，月经依然量少，更难受孕有子。

因此，我建议病人停服西药，专用中药治疗。手术使子宫内膜损伤，也损伤了冲任二脉。冲为血海，是阴脉之海；任主胞胎，冲任脉的损伤也影响了脾、肾、肝等脏腑。中医认为，肝藏血，肾藏精，精化血，故本案治从补脾、肾、肝，以健脾养血、肾益精、疏肝活血为治疗大法。

本案是临床常见病种，人流之后，造成月经过少，子宫内膜变薄而致不孕，多用补佳乐（戊酸雌二醇片），部分病人的内膜可变为正常，但也有部分病人经治疗无效，甚至做试管婴儿失败。不可一味加大剂量，剂量太大还可损伤肾功能。子宫内膜薄的原因很多，除人流损伤，还包括内分泌失调，或大病久病之后气血虚弱。此外，饮食不当、药物影响、盆腔炎、子宫内膜炎、子宫内膜结核、孕后流产等，都能致子宫内膜薄、月经量少而致不孕。故对子宫内膜薄的病人，应详细了解病史，做相应检查，如血生殖内分泌检测、B超、诊断性刮宫、磁共振，综合分析，对症下药，不可拘泥于一方一法。多方面分析，抓住主症，针对性治疗，方能取效。

二十、又是人流惹的"粘连"

上海浦东昌里路小商品市场每天从落日西斜到灯火阑珊，沿着马路各种小摊一字排开。小吃、水果、干果、熟食、服装、饰品、日用百货、手机贴膜、电子玩具一应俱全。家乡在外地、居住在上海的费燕在这里摆了一个吃食摊，摊位上支着一个小煤气炉，卖现炒河粉、面条、臭豆腐、油墩子，兼带卤水鹌鹑蛋、酸菜炖血肠、猪耳朵。过路行人和周围居民喜欢她这里热闹、拥挤、生趣盎然、亲切熨帖的人气氛围，马路小吃现烧现卖也别有风味，费燕的生意做得红红火火、风生水起。

费燕今年33岁，是婚后因不孕症来上海看病的。她3年之前做过一次人流，手术后月经量少，而且夫妻正常同居未避孕而再没有怀孕。看不孕症费时费钱，小夫妻就此在上海租房住下，一边做小生意，一边看病，挣钱补贴诊费药钱，没想到在上海一住就是一年多。

由于一时治疗没有起色，费燕就近去了龙华医院浦东分院，咨询慕名已久的李祥云教授有没有开门诊。分院的医生告诉她，李教授的门诊在宛平南路的龙华医院总院，并说李教授的门诊挂号很紧张，看病先要预约，可以在网上预约，也可以直接到总院的特诊楼预约。费燕得知可以一清早去看病，不会影响她下午的生意，心里很高兴。

病案摘要

初诊：2017年3月11日。

病人3年前人流一次，后月经量少，结婚2年未避孕而未孕。2016年因宫腔Ⅱ度粘连，在上海某专科医院行分解粘连治疗，术后宫腔内放置节育环，于2017年1月取出。2017年3月宫腔镜示宫腔轻度粘连，再次行分解粘连治疗。双侧输卵管经通液后通畅。月经第5天，测血生殖内分泌：促黄体生成激素（LH）、促卵泡成熟激素（FSH）、雌二醇（E_2）等基本正常。

目前手足不温，消谷善饥，带下量少，舌黯，苔黄腻，脉细。平时月经量少（近3年约为原来的1/2），色红，夹血块，无明显痛经，无经行乳胀。

费燕问我："为什么我的月经这样少，是不是做生意忙碌，身体累亏了？"

我说："身体疲劳是一个因素，不过你的月经量少主要还是因为手术后内膜损伤了，并且因炎症引起宫腔粘连。中医说是肾气亏耗，精血不足，冲任血海空虚，正虚邪恋，结成瘀血，阻滞胞络，故而经少不孕。"（参见P91，"炎症"）

"吃中药能治好我的毛病吗？"

"用补肾健脾、理气养血的方药慢慢调理，身体会逐渐好起来的。你先测量基础体温，监测一下卵泡发育和内分泌情况，其余问题一边治疗一边观察。"我对她说。

费燕做生意很辛苦，昌里路小商品市场整顿，不准起油烟，她就改做水果生意，卖顶花带刺的小黄瓜、杏子大小的紫葡萄，还有苹果、橘子、柿子、鲜枣。她的枣子直接从产地进货，咬一口"咯吱咯吱"脆，清清爽爽的甜。她还卖一个一斤重的梨，粗糙的棕色果皮包裹着雪白的梨肉，细腻多汁，削皮时就能削出一手汁水，甜得跟蜜一样。

做生意费燕手脚快、变方向快，看病求嗣她也心急。费燕没耐心吃中药，2017年6月去了某专科医院做试管婴儿，因无成熟卵泡，取卵失败，失望的她只好回过头来，准备再老老实实地吃中药。

二诊：2017年8月28日。

病人自觉形体疲劳，消谷善饥，白带量少。基础体温单相，末次月经7月29日～8月3日，量中，色鲜红，无血块，无明显痛经，无乳胀，舌尖红，苔薄，脉细弦。

我对她说："你肾亏了，这回我要给你用补肾阳、益精血的药，你要继续测基础体温。"

三诊：2017年9月10日。

病人认真吃药后，消谷善饥自觉缓解，基础体温仍起伏不定，无明显双向。末次月经9月2日～7日，量少，色红，无血块，无痛经，无腰酸乳胀，舌质红，舌下静脉曲张，苔薄，脉细。

2017年9月，费燕的基础体温上升了5天，上升幅值还可以，精神明显好转，月经逐渐正常。她开始信服中药治疗，每天准时吃药。

那段时间，市区整顿违章建筑和无证设摊，昌里路小商品市场被撤销，她就近租下一个门面做干果生意，不忘继续吃药治疗。治疗至2017年11月8日就诊时，费燕的基础体温上升20天，我马上让她去检测尿HCG，检测结果为（+），诊断早孕，继续服药保胎治疗。

随访至2018年8月，费燕剖宫产一女婴，母婴健康。

经验之谈

女性胞宫每月行经，种子育胎，在肾-天癸-冲任调节下行使其藏泻功能。病人做人流手术而致胞络损伤，耗损肾气，精血不充、血海不盈，冲任亏虚、经脉失养，邪气乘虚而入，与血搏结，阻碍气机，气滞血瘀，瘀阻冲任，胞宫受损，导致月经过少，甚至闭经不孕。肾虚为病之本，血瘀是病之标，本案病人本虚标实。而在具体治疗过程中，除调整肾-天癸-冲任-胞宫轴，改善盆腔内环境之外，尚需顾及脾胃。胃主受纳，摄入水谷精气；脾为后天之本，生化之源，需精血充沛，气血旺盛，才有利于子宫内膜的生长与修复，以恢复正常月经，增加受孕机会。

二十一、十年了，依赖止痛片的日子

上海地区，春夏之交，天气乍暖还冷，时雨时晴。上午艳阳高照，下午突然起风，半夜寒流风狂雨骤，雨过天晴溽暑紧随。这样的天气，不仅体弱的老年人受不了，年轻人也感觉浑身不舒服。冯俐就特别怕这种自动切换频道的阴湿天气，黏腻的感觉围绕周身，特别是月经来的那几天。

冯俐27岁，被痛经折磨了10年。女人每个月的那几天，别人顶多小肚子有点胀，容易使小性子，可是她会痛得直不起腰，脸色发白，手足冰凉，依赖止痛片过日子。遇到天气多变更加难受，让人联想起李清照的名句：“守着窗儿，独自怎生得黑。梧桐更兼细雨，到黄昏，点点滴滴。这次第，怎一个愁字了得？”

为治疗经行腹痛，10年间她不知跑了多少医院，吃过中药，也用过西药，治疗时症状好一点，一旦停药，痛经又回到老样子，到时候它不请自来，让人烦不胜烦。

朋友给她介绍了上海某专科医院一位很有名的专家，给她用抑那通（注射用醋酸亮丙瑞林微球）治疗。她说，这药她之前也用过的，没见有多大作用。专家建议她同时看中医，她说，中药之前也吃过，10年了，这毛病总是治不好。专家说，我给你写个条子，去龙华医院找李祥云医生，不过他的号很难挂，你要提早去预约，或者网上挂他的号。

清晨，冯俐出门时，听到窗对面树杈上燕窝里“叽叽喳喳”响，陡然跃出几只大燕子，绕树梢几匝，半空中划出一条优美的弧线，“呼啦啦”地向外飞去，倏忽便没有了踪影。老话说，抬头见燕是吉兆，她心情愉快地驱车前往宛平南路的龙华医院。

病案摘要

初诊：2016年4月28日。

病人经行腹痛10余年，量少稀发，结婚2年未避孕而未孕。2016年4月16日专科医院B超提示子宫腺肌症，双卵巢囊肿，曾用抑那通治疗3个周期。苔薄，脉细弦。

月经史量多，色黯，夹血块，伴剧烈腹痛、腰酸。

冯俐的中医诊断为癥瘕，不孕症。西医诊断为子宫腺肌症，双侧卵巢囊肿。

“每次来月经，我都痛得特别厉害，有时服止痛药也不管用。”冯俐诉苦说。

我说：“你这是肾气不足，气血运行不畅，瘀血留滞胞宫胞脉，阻滞冲任，日久形成癥瘕。中医说‘不通则痛’，同时也影响摄精受孕，所以婚后2年不孕。”

“我看过多家医院，吃过不少药了，中医能治疗我这病吗？”

“我用补肾养血、破瘀散结的方法给你治疗。像你这样病症的病人，有比你症状轻的，也有比你症状重的，我这里治好的不少。”我让冯俐看自己的门诊治愈登记簿，再给她看了很多经治出生宝宝的照片。

登记簿上的具体数据和宝宝们可爱的照片一下子吸引了冯俐的目光，她看得很仔细，也在自己的本子上记下了我的医嘱：测基础体温，注意保暖，经期不穿凉鞋，心情开朗，多参加户外活动。

进入夏天后气候晴好，天空碧蓝，明净透彻。清晨开窗，户外一株香樟郁郁葱葱，枇杷树上青果挂枝，偶尔几声鸟鸣从空中传来，便有双燕长尾似箭，疾飞如电，在树梢上掠过。惯于在稻花乡野、山林农舍逡巡的燕子进入高楼林立、车喧人沸的大都市，给城区带来蓬勃生机和生动靓丽的风景，也让冯俐得到鼓舞，上班之前把熬好的中药大口吞下去。在此之前，她是最怕喝苦药的。

二诊：2016 年 6 月 16 日。

病人停用抑那通后 1 个月，经水尚未行，无乳胀，腰酸，苔薄，脉细。用补益气血、调补冲任的中药继续治疗后，经水来潮，但经量不多，仍有腹痛、腰酸乳胀。我嘱咐道：“治疗有进展，但仍须密切观察病情变化，继续测基础体温，认真服药。”

冯俐治疗半年，2017 年 1 月 30 日复诊，正在经期。她对我说：“痛经已经明显好转，每个月来月经时可以正常上班，虽然仍有腰酸腹胀、经前乳胀、心烦，但完全可以忍受。日常生活起居已经和普通人一样，测基础体温双相，夫妻生活和谐。”我叮嘱她继续认真服药，不能大意，以防病情有反复。

2017 年 1 月 30 日（月经第 3 天）测血生殖内分泌：促黄体生成激素（LH）、促卵泡成熟激素（FSH）、雌二醇（E_2）、睾酮（T）、孕酮（P）等正常，泌乳素（PRL）60.03 mIU/L（增高），EmAb、AsAb 阴性。

我继续用补肾养血、祛瘀散结的药物为她治疗，同时指导她按基础体温提示的排卵期同房试孕。

2017 年 4 月 3 日，在春燕纷飞的日子里，冯俐测尿 HCG（+），血 HCG 403 mIU/ml。保胎，随访，第二年早春二月，冯俐诞下一健康女婴。

经验之谈

子宫腺肌病为子宫内膜腺体及间质侵入子宫肌层，常与多次妊娠、分娩、人工流产、慢性子宫内膜炎等使子宫内膜基底层损伤有关。月经失调，经行腹痛，月经稀发，B 超示子宫腺肌症、双侧卵巢囊肿，证属肾虚血瘀，气血运行不畅，不通则痛。西医多予激素治疗，如 GnRH－a（促性腺激素释放激素激动剂），但副作用较大，不能长时间使用。中药治疗针对气滞、血瘀、湿阻、痰结等，“潜移默化，积渐邀功”，在益气补肾基础上，活血化瘀散结，调经促使排卵。

病人目的在于求嗣，在使用三个月 GnRH－a（抑那通）后，月经久久未行，此为肾气受损之象，当补益肝肾，调补冲任，养血调经，使经水调畅，恢复卵巢功能，促进排卵，提高受孕率。病人此时按照基础体温提示在医嘱指导下适时同房，方能成功受孕。

二十二、孕27周，竟要终止妊娠

照片上的她穿着一身旗袍，纯净、典雅、矜持、绰约，精致的笑靥，窈窕的身姿，兰心蕙质，不染纤尘。似乎散发着丁香花般幽幽的芬芳，宛如初夏清晨笼着薄雾乍睡乍醒的青莲，慢慢消融在蒙蒙细雨中，又像一个盛在晶莹剔透玻璃瓶中的梦，织染着古典诗词的韵味，浸润着女子的心事与风情。

她叫常铭媛，今年29岁，职业是办公室的文员，丈夫刘歆是一名摄影爱好者。在一次工会组织的业余时装大赛上，穿一身靛蓝底碎白花旗袍的她，在观众一片惊羡声中，被刘歆的尼康D－850专业相机的镜头演绎放大，荣获比赛的大奖。两人也由此一见钟情，经过一年的相知相恋，走进婚姻的殿堂。很难想象婚后依然美貌如花、喜欢旗袍的她，不久之前竟遭受了一次病魔的劫难。

婚前她就有子宫肌瘤，婚后半年，怀孕8周时自然流产一次。之后在龙华医院李祥云教授的特需门诊吃中药调理，身体逐渐恢复后，于2017年再次怀孕。因为有失孕流产的前车之鉴，常铭媛在检出尿HCG(＋)后就住进专科医院，观察保胎到孕3个月才回家休养。

2017年10月27日，常铭媛孕25周，突然半夜腹部剧痛，打车到就近专科医院急诊。妇科检查：宫底脐上三指，腹部压痛明显，能触及宫缩。B超显示：多发肌瘤，最大直径49 mm×41 mm×33 mm，后壁直径19 mm。血常规见白细胞10.2×10^9/L，中性粒细胞84％。诊断为子宫肌瘤红色样变，即刻收住留院观察。

入院后，医生予以黄体酮肌注抑制宫缩，再以抗生素静脉滴注，常铭媛的腹痛才得以缓解。血检指标正常后，她于11月7日出院。可是出院5天又觉右下腹隐痛，伴胎动频、腹胀、宫缩、腹硬，再次去往专科医院，医生建议她手术终止妊娠。

常铭媛已经流产一次，不想再失去腹中的孕胎，再则也害怕手术治疗，与老公刘歆商量后，决定求助中医，再次请李教授诊治。

病案摘要

初诊：2017年11月13日。

病人孕27周，腹痛2周。目前畏寒，腹痛腹胀，腰酸，胃嘈纳差，大便不成形，苔薄白，脉细滑。

我给她再次做妇科检查，见宫底脐上三指，腹部压痛明显，能扪及宫缩。

常铭媛泪汪汪地问：“我的孩子还能保住吗？”

我说："妊娠腹痛，之前诊断为'妊娠子宫肌瘤红色样变'，现在还是这个情况。"

"我原来就有子宫肌瘤，怎么会红色样变呢？什么叫做红色样变？"

子宫肌瘤红色变性（红色样变）多见于妊娠期和产褥期，是一种特殊类型的坏死，发生原因并不是很清楚，一般认为与局部组织缺血、梗死、瘀血、血栓、栓塞，以致局部组织出血、溶血有关。血液渗入瘤体，肌瘤迅速增大，发生血管破裂，出血弥散于组织间，肌瘤表面呈紫红色。病人可出现严重的腹痛，伴发热，体温在38 ℃左右，白细胞升高，局部检查有明显压痛。

常铭媛一连串地问："我在专科医院治疗已经好了，怎么又复发了？怎么办？中药能治疗吗？"

我说："中医认为，你这是肾气亏虚，肝郁脾虚，气滞血瘀，形成的癥瘕积聚。我现在给你用补肾健脾、养血柔肝、活血止痛的方药，一边治疗一边观察。你要注意休息，一旦情况有变，要随时就诊。"

配了药，常铭媛心里忐忑不安地回家卧床休息。老公刘歆特地买了一只电药锅替她煎药，她抚着作胀作痛的肚子，对刘歆说："网上说子宫肌瘤红色变性是有危险的，说不定我以后再不能穿旗袍了。"

刘歆说："现在想什么穿旗袍？你为什么老看那些负面的信息？网上说李教授专治妇科疑难杂症，药到病除，深得病人的信任，全国各地包括国外都有人慕名前来求医。我们本地人近水楼台，你还不知足？东想西想做什么？要相信医生，相信科学。"

"我怀着你的孩子，而你早就想有一个儿子了。你待我这么好，做妻子的我也不想让老公失望。"

"你安心养病，等宝宝生下来，我带你去锦江饭店请名家量体裁衣，定做一身旗袍，再抱一个时装大赛的大奖回来。"

二诊：2017 年 11 月 20 日。

病人孕 28 周，服中药后腹痛明显减轻，胃脘嘈杂缓解，体态舒适，精神好转，目前仍觉腹胀、腰酸，阴道未见出血，舌淡，苔薄白，脉细滑。

我给她再用补肾健脾、活血安胎的方药。继续治疗 2 周后，常铭媛腹痛、腰酸症状均愈。随访至 2018 年 2 月 16 日，她足月顺利生产健康男婴。2018 年 5 月 8 日复检 B 超：子宫宫体前壁外突低回声 15 mm×14 mm×16 mm，宫体前壁见低回声，直径 10 mm；宫体后壁见低回声，直径 10 mm，边界清晰。

刘歆给我送来一张最新的摄影作品表示感谢。照片上的常铭媛穿着旗袍，皮肤细致，脸色红润，身材窈窕，自信满满，怀中抱着大胖儿子。

经验之谈

对子宫肌瘤合并妊娠者，我临诊极为重视。一般情况下，产后随着子宫恢复，子宫肌瘤也会逐渐变小。本案病人脾肾亏虚，血行瘀阻于胞脉，罹患癥瘕。肝藏血，妊娠后，阴血需要下聚养胎，肝血相对不足，肝失濡养，肝气郁滞，以致肾虚血瘀，肝脾不和。治疗过程中，安胎为重，兼顾癥瘕，防肌瘤红色样变，防重于治，确保孕期胎元健固，足月顺产。肌瘤合并妊娠占肌瘤病人的 0.5%～1%。妊娠期间，如肌瘤增长迅速，发生出血及缺血性改变，形成肌瘤红色样变，极易造成流产、早产。对于本病的治疗，要认识到“病不已，则伤胞络，令胎不安”（《圣济总录·妊娠门》），“有故无损”（《黄帝内经》），但使用活血化瘀之品时，宜把握轻重，从小量开始，以知为度，谨记治病与安胎并用，化瘀而不伤胎。

二十三、孕期，子宫肌瘤长成了“小西瓜”

清晨，马立斯菜场人头攒动，热闹喧腾。从小在这条马路上长大，却早已搬迁新居的徐康，休息日还是经常到这家老上海最著名的菜市场买小菜。他在涌动的人流中挤挨着挪步，来到水产柜前，弯腰看地上几只大木桶，桶里是乱跳的河虾和摇头摆尾的青鱼。

一边称鱼，一边报价，一边收款，手忙脚乱的大个子鱼老板抬头看了他一眼，随手从身后的竹筐中拎出一个扎紧的蒲包，扔在徐康面前：“给你留着鲫鱼，野生的，快去给弟妹补补。”

二尾足足半斤多重，巴掌大小、翕动着鱼鳃的河鲫，看得徐康心里好欢喜。

从小一起长大，现今当上水产老板的大个子娶了老婆后生了一对龙凤胎。而因为上大学耽搁了婚事的徐康，好容易熬到婚恋成家，转眼五年过去了，夫妻俩早出晚归，生儿育女却遥遥无期。屋漏又逢连夜雨，妻子素素因卵巢囊肿去医院做了剥离手术。

将近年末，家政人员回乡过年，在广告公司当策划的徐康只好放下画笔，“买汏烧”从头学着做起，可炖得乳白色的鲫鱼汤端到妻子床头，素素勉强喝了几口，又倒头睡去。她从小养尊处优，体质虚弱，手术后更是精神不振，没有胃口又懒得开口，这让从小伴着颜料画笔长大而今升格为温存善良老公的徐康手足无措。

卧室的落地长窗前是一片绿地，满眼细长的白玉兰，枝叶翠嫩，洋溢着童话般的神秘和轻盈。夜深人静，素素躺在床上看着做不惯家务、一脸憔悴的徐康，心事重重地叹息：“我几时能生个孩子呀。”

徐康体贴地安慰她说：“等你身体恢复后咱们去医院检查备孕，应该没有问题。”

可是事与愿违，手术恢复后的素素去医院做了碘油造影摄片，被告知双侧输卵管通而极不畅。

又一个周日，大个子鱼老板特地抽空来探望术后康复的素素。一进门，便看到满地乱堆着精装、简装的画册，价值不菲的石涛手卷乱糟糟地散开，还有徐康的写生素材。从小在石库门弄堂里一起长大的大个子知道，这都是徐康最心爱的宝贝，旁人指头都不许碰一下的，现在像垃圾一样，积着灰尘，还有踩踏的脚印，统统堆在地板上。他快人快语脱口而出：“你们夫妻俩怎么了？生活全乱套了？”

在菜市场卖鱼的大个子眼观六路、耳听八方，他不仅给徐康夫妻带来新上市的河鱼海鲜，还给他们带来最热门的医疗信息，让婚后五年因不孕而情绪沮丧、生活颠倒的小夫妻重新燃起希望。通过网络秒抢，徐康夫妻挂到了李祥云教授的不孕不育特需门诊号。

病案摘要

初诊：2016年1月6日。

离病人卵巢囊肿手术剥离已经一年，术后病理报告为子宫内膜异位囊肿。当年去妇科医院做了输卵管碘油造影，视片显示双侧输卵管通而极不畅，伞端粘连。

病人面色晦黯，腰酸腿软，少腹隐痛，月经延后，舌黯，脉细。妇科检查发现宫体中位略大，质地饱满，后穹窿触及黄豆大小结节，有触痛。

听到输卵管视片和妇科检查都不乐观的结论，素素脸色更阴沉了。

我耐心开导她："你有几个问题。一是输卵管不通；二是子宫内膜异位症，也不排除子宫肌瘤的可能；三是月经不调，婚后五年不孕，血生殖内分泌和排卵也需要调理治疗。"（参见P91，"子宫内膜异位症"）

"这么多问题，都能治疗吗？我还有希望怀孕吗？"素素急切地问。

"与你差不多病情的病人，甚至比你更加严重的，在我这里治疗后，都恢复健康，生下了宝宝。你1981年生，今年35岁了，生育能力已经开始走下坡路，不过只要有信心，坚持吃药，还是有希望的。"

"那要多少时间呀？"

"这很难说，一般治输卵管阻塞要做一年的思想准备，欲速则不达，中药治病，还是有一个过程的。中医认为，妇人以血为本，气血之根在肾，肾虚及脾，不能温养血脉，加之手术损伤，形成血瘀，精卵不能正常结合，所以一时不能怀孕。我给你用活血化瘀、补肾调经的方药，同时汤药保留灌肠，口服穿山甲粉，提升疗效。你回去认真测量基础体温，观察排卵，以后在排卵期夫妻同房，增加受精概率。还要放下思想包袱，适当补充营养，争取早日抱上宝宝。"

得到名医指点，小夫妻心里宽慰不少。素素回到家里，一边小锅煎药，一边遵医嘱调整生活方式，睡前放一曲贝多芬《小步舞曲》，在轻松欢畅的旋律中渐入梦乡。

在龙华医院看了几次，素素的月经逐渐恢复正常，偶尔感觉痛经。基础体温初始上升幅度偏低，经治疗后有明显改善。2016年3月，她遵医嘱再到专科医院做了输卵管通液术，术中见左侧阻力较大，右侧阻力较小，可见治疗后管腔阻塞也有进展。只是再次妇科检查，发现子宫较前增大，相当于孕两个月，质地饱满；后穹窿触及黄豆大小结节，触痛(+)。除子宫内膜异位症外，确诊有子宫肌瘤。

"输卵管压力改善，说明我输卵管已差不多通畅了，我能不能试着怀孕？"素素问我。

我看了治疗病程记录，对她说："可以试试，在基础体温由低转高时，你们夫妻同房。"

转眼间已经是春夏之交。一夜东风送暖，素素早晨起来，推开窗户，惊喜地看到眼前的白玉兰枝条上一朵朵花瓣已微微张开，花朵纷纷向上，有的像一只只精雕细琢的玉杯。"徐康，你来看呀，白玉兰开花了。你之前不是说要拜师进修学习花鸟画吗？这么漂亮的白玉兰，你画不画呀？”

看到妻子心情欢畅，徐康心里也开心，夫妻俩朝晚都一起欣赏窗前的白玉兰，看着花冠由盛开的玉杯变成朵朵银盘，然后泛出斑斑点点的褐色。在微风中摇曳，柔中带韧，花香浓郁，温润可人。徐康在素素的撺掇下，画了好几幅碳笔速写。

窗前的花瓣尽数落尽，褪去白纱，着上翠衣。这天，徐康下班，白天去医院复诊的素素悄悄对老公说：“我基础体温升高21天了，今天化验小便，尿妊娠试验阳性，已经有了。”

“真的呀？你身体感觉怎么样？”

“感觉有点疲倦，腰酸，小肚子有点隐痛，李老给我开了保胎的中药，让我继续量体温，每周都去门诊保胎。”这天是2016年6月27日。徐康画了一幅花卉实物写生，还在上面题了李商隐的诗：“春风虽自好，春物太昌昌，若教春有意，唯道一枝芳。”

胎儿一天天发育长大，其间素素有过少量阴道出血，因为坚持服保胎中药，出血期间，李教授加用了HCG针剂，随即血止无恙。可夏去秋来，10月28日，素素怀孕5月时，B超检查却出现令人不安的信息：子宫肌瘤长到了139 mm×110 mm×101 mm，像个小西瓜那么大了！

夫妻俩很紧张，因为子宫肌瘤影响生育，所以两人结婚5年未孕。经过治疗，好不容易怀上宝宝，而且已经长到5个月了，子宫肌瘤居然也长得那么大。他们网上查到，子宫肌瘤是会引起流产的，会不会让腹中的胎儿得而复失？而且以素素的年龄，似乎也经不起反复折腾了。

“身体有没有什么不舒服？有没有腰酸、腹痛？”我一边和颜悦色地问焦虑不安的素素，一边认真察色按脉。

“那倒没有，就是有点乏力，别的都还可以。”素素回答。

“子宫肌瘤又称子宫平滑肌瘤，是妇科临床常见病和多发病之一，”正好门诊不忙，我开导素素说，“本病对育龄妇女的生育有一定影响。一般讲，浆膜下肌瘤对受孕影响不大，而生长在子宫黏膜下的肌瘤会直接阻碍受精卵着床。如果肌瘤生长在输卵管入口处，牵拉扭动输卵管，妨碍精子进入，对受孕的影响最大，发生不孕的比例最高。但这些情况，你都没有。”

我接着说：“带肌瘤怀孕，受内分泌影响，子宫肌瘤比正常情况下生长迅速，使宫腔和内膜面积增大。增大的肌壁间肌瘤或黏膜下肌瘤，妨碍胎儿在宫内活动，造成胎位不正，还容易引发流产，其发生率是无肌瘤孕妇的2～3倍。另外，在妊娠中期、晚期，由于肌瘤的存在，血液供应不足，极易发生红色样变性，严重影响孕妇的健康，甚至危及生命。”

素素担心地说：“我在网上查过，子宫肌瘤红色样变目前没有很好的预防方法，是妇产科医师极为棘手的难题之一。”

“虽然是妇科难题，但也不用过于担心。既来之，则安之。你只要认真吃中药保胎，完全可以避免这些不良情况出现。”

我的安慰使素素忐忑不安的心安定下来。我在之后的保胎药中破例加用了丹参、赤芍等活血药，改善其血供，一方面确保肌瘤不变性，一方面又不影响胎孕的正常发育，终于使她有惊无险、安全渡过肌瘤增大的高危妊娠期。至2017年3月9日，素素孕33周，出现宫缩、阴道出血，经剖宫产出一女婴，新生儿评价10分，母婴健康。

中午的阳光很好，徐康和素素抱着宝宝来看望大个子鱼老板。大个子祝贺徐康、素素喜得贵子，关切地问：“大嫂产后身体还好吗？”

“多亏你介绍名医调理，产后 5 个月，月经复潮，B 超检查子宫恢复到 57 mm×55 mm×76 mm 大小，不过后壁和右侧还各有鸡蛋大小肌瘤，素素还在李教授门诊继续服中药治疗。”

“听说你画的《白玉兰》在全国美展得奖，还评上高级职称了？”鱼老板对兄弟确实关心备至。徐康笑得志得意满。

经验之谈

子宫肌瘤会引起不孕、孕后复发性流产。据报道，子宫肌瘤病人在妊娠早期，由于肌瘤不利于受精卵着床和生长发育，同时带肌瘤怀孕，受内分泌影响，子宫肌瘤比正常情况下生长迅速，容易引发流产，其发生率是无肌瘤孕妇的 2～3 倍。

本案病人因卵巢囊肿手术、子宫肌瘤、输卵管粘连、黄体水平不佳，婚后五年不孕，经中药调理，助妊成功。孕后妊娠早期先兆流产，妊娠中晚期子宫直径达 10 厘米以上。中医认为，肾气虚弱，冲任不固，加上子宫肌瘤使宫腔和内膜面积增大，胎失所养，易发生出血流产，这时需要中药益气养血，暖宫安胎。妊娠 4 个月之后，随着妊娠月份的增加，子宫肌瘤长大，此时血供不足，易于发生红色变性，是妇产科医师极为棘手的难题之一。因而，妊娠后对子宫肌瘤合并妊娠者，在临床上应极为重视。

我在保胎药中大胆加用丹参、赤芍等活血药，以改善血供，门诊随访密切观察，一直服药至分娩，故终于险渡子宫肌瘤硕大的高危妊娠期，病人喜获千金。

二十四、后天要出国，今天还在大出血

“哐当哐当”的声音把王芋吵醒了。她睁开眼睛，有点发涩，又闭上了。王芋夜里没有睡好，差不多到天亮才合上眼，所以现在感到特别困。伸手到床头柜上摸，摸到手机，摁一下，再睁眼看了一下手机屏幕：8:03。耳边“哐当哐当”的声音连响了几下，仿佛就在窗户边上，把她完全惊醒了。醒后，王芋感觉到内裤有点黏湿，想起今天要去龙华医院看李祥云教授的特需门诊，赶紧起床。

丈夫已经做好早饭，看她起来，走到窗户边，拉开窗帘，户外一片阳光，昨天的天气预报说这几天最高气温达到 35 ℃，她在开着冷气的卧室里似乎感受到外面空气的灼热。

一台打桩机就在离窗户五米左右的工地上，这台巨人般的机械已经在这里工作了一个月了，原来在河对面，最近两天才移到近窗这一侧来。虽然只是白天工作，但巨大的声浪还是吵得人心烦。

让王芋更烦的还有下身出血。她月经不调的病史有好几年了，或是到时间月经不来，或是一来就没完没了，黏湿淋漓，不仅是身体不爽，精神也委靡困顿。去过多家三甲医院检查治疗，医生都先让她服妇康片，之后又让她服妈富隆（去氧孕烯炔雌醇片），可是依然出血，时多时少，

淋漓不净。这次月经连续来了一个多月，开始量多，逐渐减少，连续几天几乎就一滴二滴。王芋以为马上血止了，就没再放在心上。可是从前天开始出血量突然增加，几乎没有停止的迹象，偏偏她又要出国参加一个学术性会议，机票已经订好。可这样出血下去，没完没了，人都要虚脱了，怎么上飞机呀！

“上次你说，医生叫你诊刮，你去刮了没有？”老公问。

“我害怕，再说医生只是建议，没说非得诊刮不可。我还是想看中医。”

“听说龙华医院的李祥云医生善治疑难杂症，但是号特别难挂，要提前好些时间预约。”老公说。

“那咱们怎么办呀？”她担心地说，“能加号吗？”

“去了再说，特殊情况，总得照顾一下吧？”

王芋29岁，结婚3年，继发不孕2年。2013年10月孕4个月自然流产，作清宫术。之后夫妻正常同居生活，却再也没有能怀上孩子。有时经量多，偏偏在欲出国时出血不止，看李教授的门诊能不能以解燃眉之急，此时此刻夫妻俩心里谁都没有底。

车子从家门口慢慢倒车到马路上。然后往前开，开了几米就停下来。一伙工人正用冲击钻掘开马路，等他们往路边靠一下，车子才能通过。瞬间车子后面就停了七八辆电瓶车，有人按着尖细的喇叭，冲击的声浪让赶路的人特别心烦。

下身又在出血，“你倒是开快点呀，”她催促老公，老公也是一脸无奈。

终于到龙华医院，也终于经过商量，同意她特殊情况加号看病。

病案摘要

初诊：2015年7月27日。

病人末次月经5月25日，经行二月不止，色黯淋漓，时有量多，伴有血块，经行腹痛，腰膝酸软，乳房作胀，面色少华，神疲乏力。2015年7月11日，外院B超示右子宫肌瘤28 mm×23 mm，诊断子宫腺肌病。

刻下胃纳尚可，夜寐欠安，二便正常，苔薄，脉细。

“以前也出血过，不过这次出血特别多。”大概因为内裤黏湿，小王感到不适，起身调整了一下裤腰。就在她起身一瞬间，我看到她坐过的椅子上有一摊血渍。

“不规则子宫出血，一些女性是有这一问题，有的来势很急，出血量大，中医称为‘崩’；有的病势缓，出血量不多，却淋漓不净，这种症状中医称为‘漏’。西医属于功能性子宫出血范畴，多与内分泌失调、女性生殖器官炎症等原因有关。病因有多种，血热、气虚、脏腑气血损伤，造成冲任失固，血不循经，就会出血不止（参见P91，‘生病的子宫’）。这类病症，我们这里看过很多，中药治疗颇有效，你放心。”我一边搭脉一边解释。

“我后天出国，机票都订好了。我这样的情况，能上飞机吗？”

我遇到过各种特殊病例，可这样一边大出血一边却要上飞机的病人，还是第一次遇到。

“出国可以改期吗？”我问。

“不可以，我要出去参加一个学术性会议。机会很难得，而且也没有其他人可以替代。”

我想了想说：“这样吧，我给你开点中药

煎服，同时加用西医的止血药，尽量不耽误你出国。”这次用的中医方药有党参、黄芪、仙鹤草、大小蓟、陈棕炭、艾叶、阿胶、龟板胶、鹿角胶、鹿衔草、莲房炭、煅龙牡、乌贼骨、生茜草、参三七、大黄炭。同时，我建议王芋口服西药氨甲环酸、静脉滴注止血芳酸(氨甲苯酸)。

“我住在杨浦区，可以回去在附近医院配药治疗吗?”

“可以的，你就近配西药，治疗方便些。”

小王结束就诊，起身后，我通知护理部门，对弄脏的椅子清洁消毒，擦拭干净，再接待下一位病人就诊。

王芋夫妻离开龙华医院，开车回杨浦，就近在一家三甲医院挂了妇科门诊的号。妇科医生听了小王对自己病状的叙述，观察了她当时还在出血的情况。

王芋对医生说：“龙华医院李教授建议我除了口服中药，再用这两个西药。我想就近在这里处方西药治疗，您可以按李教授的医嘱开药，也可以按您的诊断开药治疗，把血止住就行。”

医生思忖了半天，说，“你出血量大，不是简单用止血药就能解决的，我建议你做诊刮，一是明确诊断出血的原因，二是通过诊刮止血。”

“现在就做？门诊诊刮吗?”王芋问。

“你这种情况做诊刮是要住院的，门诊不能做。”医生说。

“可是我后天要出国，机票都订好了。”

“治病要紧，还是出国要紧？你这样大出血是有危险的。”

“可是我真的不能住院……”王芋急切地说。

“你自己考虑吧，你不同意诊刮，我药也不能给你开，这也是为你负责。”医生让她起身，把位置让出给下一位病人。

夫妻俩与医生说了半天，最终得到的还是“为你负责”这句话。老公建议王芋换一家医院试试，可是三甲医院都不肯给她开止血药，再找别的医院有用吗？王芋一气之下，回家了。

“先煎中药吃了再说吧。”小王没好气地对老公说，窗外的打桩机还是不停地冲击地面。她下身滴着血，出去看病，加上碰壁，身心疲惫，简单清洗后，倒在床上休息。

前一夜没有睡好，人有点迷糊，困倦里被老公叫起来喝药。此刻窗外的打桩机已经息工，室内很安静，喝了药她又沉沉睡去。王芋没有胃口，晚饭只吃了几口，不知睡到什么时候，老公把第二煎中药端到她嘴边，半喂半送着让她把药喝掉了。幸好当天没有失眠，第二天醒来的第一个感觉，是身下没有那样腻湿了。起床到卫生间，王芋看到换下的护垫上血渍比前一天明显减少。她高兴地对老公说：“李教授的药真灵光，我出血减少了。”

老公说：“幸好你没有把机票退掉。”

“赶紧再替我煎药，如果中药能把血止住，我明天就能上飞机了。”

几天后的龙华医院，我正在看门诊，突然手机振动。抄方的学生拿起手机，随后就把手机递给我看。

手机上是王芋老公发来的一条微信：“主任好，我是您的病人王芋的家属，她仅吃中药就把血止住了。现在她在英国，让我替她对您表示真诚的感谢，您真是医术高超又医德高尚，是广大医学生的学习榜样。”

我其实也在惦念着这位病人，看到微信后长长舒了一口气，让学生回复微信：“血虽然是止住了，但等她回国还是要继续来看门诊，查出病因，接受后续治疗，我等着她回来。”

二诊：2016 年 1 月 9 日。

病人继发不孕两年，月经量多，常达 9 日始净，挟血块，经行腹部下坠感，平时腰酸，咽干舌燥，五心烦热，大便不畅。2015 年 12 月 11 日，B 超示右子宫肌瘤 28 mm×23 mm，子宫质地不匀，提示子宫腺肌病；右卵巢 31 mm×28 mm×23 mm，有 28 mm×25 mm×2 mm 低回声；左卵巢 25 mm×23 mm×20 mm，有 25 mm×25 mm×24 mm 液暗区（囊肿可能）。妇科检查见宫体中位，50 日孕大小，质中，后壁触及结节，左侧附件增厚，伴压痛，右侧（一）。

我说：“综合 B 超与检查结果看，你不仅月经不调、崩漏，还患有子宫腺肌病、卵巢囊肿、继发不孕。你要认真接受治疗，除服中药外，还要中药保留灌肠，并口服穿山甲粉。”

王芋说：“上次全靠了您的中药，我才没有做诊刮，没有用西药，就治好了出血，还按时上飞机去英国。这次一定再拜托您，治好我的不孕症。”

我说：“你还有阴虚火旺的体征，我给你用滋阴养血和化瘀通络药一起治疗，记得每天测基础体温，慢慢调理，身体会逐渐好起来，也会有怀孕的希望。”

现在城市的建设速度很快，花开花落，人来人去之际，毛坯架构一层层升高。好像昨天还是尘土飞扬、遍地泥浆的建筑工地，一大早醒来，两边鳞次栉比的高层建筑便巍然耸立，玻璃幕墙在阳光下的闪光让人睁不开眼，草坪、花丛、鸽子、霓虹灯梦幻般进入社区居民的日常生活。

2016 年 8 月，经过半年多正规治疗的王芋，基础体温高相 18 天，尿妊娠试验阳性，诊断为早孕。孕一个半月阴道曾有少量见红，经中药保胎治疗，出血即止，基础体温正常。9 月 12 日，某妇婴保健院 B 超示胎心搏动正常。

给王芋看病的妇科医生认出她就是去年固执己见不肯做诊刮的病人，惊讶地说：“你怀孕了？”

经验之谈

功能性子宫出血（功血），表现为月经周期不规律、经量过多、经期延长或不规则出血。经检查后未发现有全身及生殖器官器质性病变，而是由于神经内分泌系统功能失调所致。本病临床分为无排卵型功血和排卵型功血两种。无排卵型功血又分为青春期功血和更年期功血，青春期少女下丘脑-垂体-卵巢性腺轴发育不成熟，未能建立规律排卵；绝经前后妇女，无排卵发生率逐年增加，临床均表现为月经频发、经量过多、经期延长。排卵型功血多见于育龄妇女，有因排卵型月经失调，如排卵型月经稀发，多囊卵巢；或排卵型月经频发，卵巢对促性腺激素敏感性增强而使卵泡发育加速，卵泡期缩短，以致月经频发，阴道不规则出血；也有黄体功能障碍，黄体不健，过早退化；黄体萎缩不全，月经期子宫内膜不规则性脱落，使经期延长，淋漓不止。本案病人病情复杂，既有功血，又有子宫腺肌病，还有卵巢囊肿等，治疗不能一蹴而就、急于求成。

中医治疗崩漏的原则，急则治其标，缓则治其本。常用治疗方法有塞流、澄源、复旧。塞流是止血止崩；澄源是正本清源；复旧即调理善后，重建月经周期。治崩漏多灵活运用，崩时塞流为主，兼以澄源；漏时澄源为主，佐以塞流；血止后复旧为主，不忘澄源。对于青春期病人的复旧，宜补肾气益冲任；对于育龄期病人，重在疏肝和脾，以调理冲任；对更年期病人，则补脾滋肾，以调固冲任。

血止后，病人接受后续治疗，月经量多，经期延长，确诊由子宫腺肌病引起。同时，病人阴虚火旺，迫血妄行，久病生瘀，瘀热互结，气血壅滞，阻遏冲任，不能摄精成孕，以致不孕。本案重在清热凉血，滋养肝肾，调补冲任，同时祛瘀散结，使月经如期，诸恙向愈，经调而子嗣。

进阶阅读（关于子宫内膜）

1. 正常的子宫

子宫是月经的发源地，也是孕育胎儿的场所。

子宫体的结构分为子宫浆膜层、子宫肌层以及子宫的内膜层。子宫内膜层是子宫的一部分。子宫位于骨盆的中央，像一个倒挂的梨子，上宽下窄，长约 7.5 厘米，宽约 5 厘米，厚约 2.5 厘米。正常的子宫位置是前倾前屈的。子宫分为子宫体和子宫颈两部分，在生育期的妇女体内，正常的子宫体与子宫颈的比例为 2∶1。若子宫体与子宫颈的比例为 1∶1，则表明子宫发育不良，孕育会受影响。子宫就是一个管腔器官，有一个空间，就是我们所说的子宫腔。子宫腔呈上宽下窄的三角形，上宽处是子宫的两个角，称子宫角，连通输卵管。子宫腔的容积量约 5 毫升。

在子宫腔内覆盖着一层膜，即上述所讲的子宫内膜层。子宫内膜层受卵巢激素的影响而有周期性的改变，从而发生月经。若子宫受到激素、炎症等的影响或刺激，会发生病变。

2. 生病的子宫

子宫的常见病因与病理如下。

(1) 内分泌失调

由于垂体、卵巢的性激素分泌异常，过多或过少均可引起子宫内膜的病变。如果激素过多，可致子宫内膜生长过厚，导致子宫内膜息肉、子宫内膜癌、月经过多；如果激素分泌过少，可致子宫内膜薄，导致月经过少、月经淋漓、闭经、不孕症等。同时激素分泌不正常，还会引发子宫肌瘤、子宫肌瘤变性、子宫腺肌症等。

(2) 炎症

生活不慎、感染细菌、性生活频繁、人工流产手术的损伤等，可引起宫颈炎。如果病原菌感染为剧，会引起急性或慢性盆腔炎、子宫内膜炎等。邻近器官的炎症，如阑尾炎等，由于炎症的蔓延亦可引成子宫内膜炎或盆腔炎。

(3) 子宫内膜异位症

子宫内膜异位症指正常有功能的子宫内膜组织，异位生长在子宫腔以外的位置，如向子宫肌层生长，纤维肌增生，形成结节，使子宫体呈瘤状突起。如果子宫内膜在肌层内呈弥漫性浸润生长，质地较硬，便成为子宫腺肌病。

中医认为，子宫内膜病变的形成原因包括素体虚弱，气血不足，月经紊乱，肝肾不足，腰膝酸软，神疲乏力，冲任失调，致宫内膜病变。生活不规律，不注重摄生，感受寒邪或湿热之邪，或情志不畅，或手术创伤等，致使体内寒凝，或热郁，或气滞血瘀等，致月经不调、子宫内膜病变、子宫肌瘤、子宫腺肌病、不孕等病症。

3. 经验方——内异消方

对子宫内膜病症，西医常用内分泌激素治疗，如补佳乐（戊酸雌二醇片）、达芙通（地屈孕酮片）等，雌孕激素合用有芬吗通（雌二醇片/雌二醇地屈孕酮片复合包装）等；对子宫腺肌病，常用三苯氧胺（他莫昔芬）、内美通（孕三烯酮胶囊）、达那唑、消炎痛栓（吲哚美辛栓）等。手术和试管婴儿技术也是常用疗法。

中医常用方剂有调肝汤、归肾丸、左归丸、经验方补肾祛瘀方、经验方内异消方等。

子宫的病变在不孕症中以子宫内膜异位症为最常见，故以下选用内异消方为代表介绍，至于子宫内膜薄者可参考上一章选用助黄汤。

内异消方是我根据几十年的临床观察、总结的经验方，顾名思义是消除子宫内膜异位症的处方。大家都知道，子宫内膜异位症的主要症状就是疼痛，且呈进行性加剧，性交痛、婚后不孕等。该病至今尚无根治方法，尽管有手术治疗方法，但一来病人不愿接受，再者术后仍易复发。此方疗效较好，经初步总结，在1992年申请到了国家自然基金课题的资助，进行动物造模、动物（兔子）实验与临床观察，进行了血流变、内分泌、体液免疫、组织病理学、动物实验性异位子宫内膜雌激素、孕激素受体的观察。我们在临床总结了258例子宫内膜异位症病人的统计结果，总有效率为92.64%，止痛率达88.62%，止性交痛有效率88.24%，月经改善率83.53%，卵巢囊肿缩小率为75.31%，不孕症治愈率62.39%，取得了满意的效果。该课题在国内《中医杂志》《中国中西医结合杂志》《上海中医药杂志》等多种杂志上进行了报道。

内异消方的组成包括三棱、莪术、穿山甲、路路通、水蛭、地鳖虫、菟丝子、苁蓉、巴戟天、仙灵脾、夏枯草、苏木。方中三棱、莪术既理气又活血，散瘀止痛；仙灵脾、巴戟天、苁蓉、菟丝子补肝肾、益精血；穿山甲、路路通，破瘀散结通络；水蛭、地鳖虫破瘀散结、搜剔通络止痛；苏木活血通络；夏枯草清热软坚散结。全方组合，可补肾益精、破瘀通络、消癥止痛。该方逐瘀力强，非一般活血化瘀药所能奏效，选用多味虫类药，意在增强搜剔通络、破瘀消癥之力而止痛。

特别关照

1. 灌肠法：将内异消方药多煎出150 ml，用肛管行肛门灌注。

2. 外敷法：将上药药渣用醋炒热后，局部外敷。

3. 草药单方：水陆胶囊，即水蛭、地鳖虫按1∶1比例研粉装胶囊，每次5克，每日3次，可消肿散结止痛。

4. 食疗验方：红藤30克，或皂角刺30克，煎水弃渣后，加粳米100克煮成粥，分次服用，可消肿止痛。

第五章 那根麻烦「试管」

此处的“试管”是指“试管婴儿”,“试管婴儿”正式名称为人工体外授精技术,简称为IVF。“试管婴儿”仅是一个俗称,胎儿并非在母体外的试管中长大,而是将取出的精子与卵子在体外授精,将受精卵在体外培养3～5天,形成胚胎后,移回母体的子宫内着床,并继续发育形成胎儿,直到孕10月(280天)一朝分娩,新的生命诞生。

试管婴儿技术是人类辅助生育史上的里程碑,很多不孕不育夫妇寄希望于此。但是又有多少人知道,神奇的“试管”可能让他们经历怎样的麻烦?

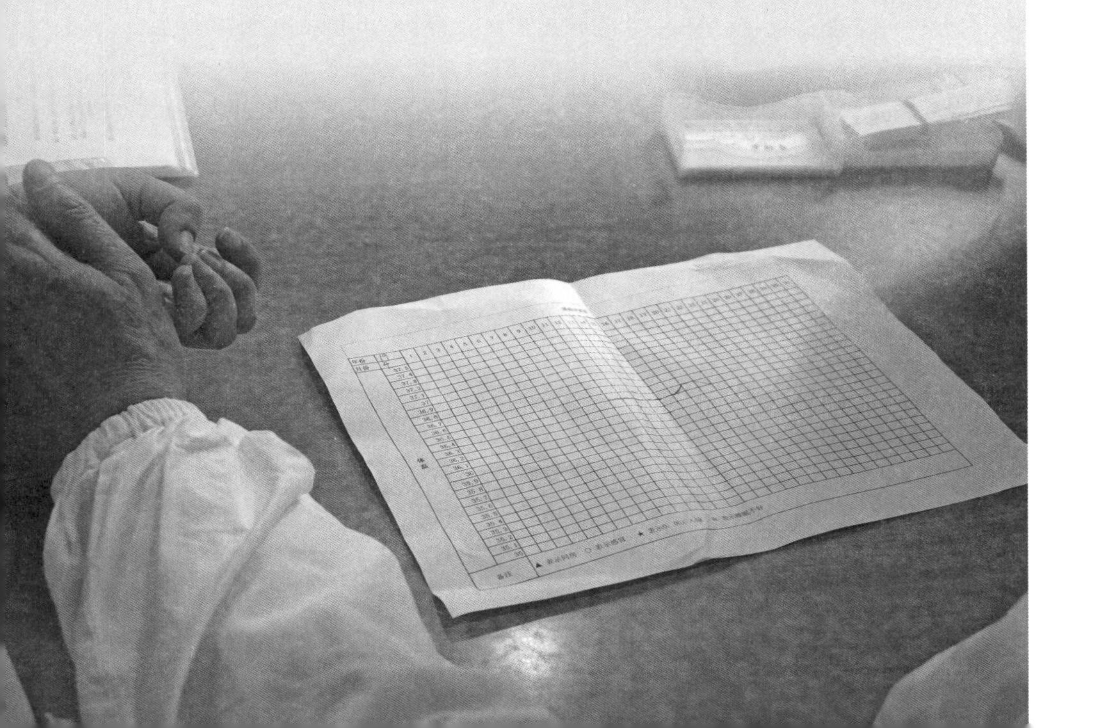

二十五、长笛演奏家的蹉跎岁月

紫红色的帷幕徐徐拉开，灯火通明的舞台上，坐着一支大型完整的交响乐队。

台下观众低声交谈的声浪逐渐安静下来，穿着黑色燕尾服的指挥挺胸走出侧幕，径直踏上指挥台，打开总谱，扬起手中的指挥棒，音色温暖、明丽清新的旋律随之响起。

坐在定音鼓与前排小提琴手之间的肖玉萍，眼睛盯着乐谱，手执长笛，弹奏分谱乐章中的每一个音符。她的手指修长光洁，毫不逊色于她手中那支银光锃亮的长笛。

厨房间青烟滚滚，热油锅"噼啪"作响。刚才那只按长笛的手拉开冰箱门，与舞台上的明亮相比，冷藏区的光区显得十分狭小。

肖玉萍端出两盘凉菜，放在餐桌上。桌子另一侧，老公李剑科拿着筷子飞快地搅动，全神贯注地打着鸡蛋黄调沙拉油。

"我炒个草头，就吃饭。"肖玉萍长得漂亮，可脸上总有种不高兴的神情。舞台上的妆已经卸去，她穿着皱巴巴的衫裤，长发散乱地披在肩上，遮住大半个脸。

"今天你去龙华看病了没有？"

"下午有一场重要演出，上午团里通知排练，不准请假。"

"预约了去不了，没预约又加不上号，你请长假在家带教学生吧，乐团里那点工资就不要了。"

肖玉萍把草头稍稍沥水，倒进油锅里翻炒几下，加入盐、糖、白酒，等草头出水，加鸡精后出锅盛起，她端着菜盘走到方桌前坐下，看着书柜上的电视节目。

结婚两年，夫妻俩一直没有孩子。肖玉萍每个月月经正常，期中用试纸测排卵正常，在妇科专科医院测血生殖内分泌正常。她通过熟人介绍到龙华医院挂李祥云教授的特需门诊，李教授让她每天测基础体温，即经过充足的睡眠，消晨醒来未说话、未进行任何活动之前，测量体温。月经周期的前半期处于低水平，月经周期的后半期较正常体温略高，高温相较低温相体温高 0.3～0.5 ℃，不用医生看，她就知道完全正常。医嘱在排卵期同房，夫妻俩也照着做了，可是身体一点动静都没有，怀孕成了一个遥遥无期的梦。

电视里的戏曲已近尾声，一个时装老旦对着小生花旦劝勉有加地唱，只有字幕没有声音，她没开音响。

"你网上查一下，除了龙华医院，李教授在其他地方还有没有门诊，这次我跟你一起去。"李剑科盛了碗饭端到她面前，在电视的荧光中她的脸有点苍白，看上去与她的实际年龄不相符了。

"我是 2015 年 7 月初开始在您这里看中医服中药的，已经看了 5 个多月了，开始有痛经，月经延后，经期淋漓。现在这些情况都已经好了。"肖玉萍对我说。

刚刚 8 点过后，诊室里很安静。我翻阅了肖玉萍的就诊记录，展示给身边抄方的学生传阅。病人最初几诊，基础体温稍有点爬坡起伏，服药后已经连续三个月正常了，学生们纷纷用手机拍下她的治疗过程。

我察色按脉，对肖玉萍说："治疗近半年，照你目前的情况看，应该能怀孕了。"

"可是怀不上孩子呀，家里长辈都着急，周围同事、邻居对我也很关心，"她停顿了一下，"能不能中西医结合，再用点西药？"

我凝神想了想："可以，我给你介绍一位医生，他目前是妇婴专科的学术权威，你去挂他的门诊号，试试专科医院的治疗效果。"

马路两侧法式的老房子相依而立，挤在高而威严的钢筋建筑之间，上海老城区这家声名显赫的妇婴专科医院，刻意留驻着十九世纪初创时沉淀下的优雅和斑驳沧桑。外墙是红砖，台阶上铺着厚重的花岗岩，走道两侧，几棵百年樟树把绿荫伸展得很开，冬天的日光隐隐约约透过云层洒落下来，整个院墙有水洗过的清新。不到7点钟，铁栅栏大门拉开，早早就排起的三百米候诊挂号长队鱼贯进入。向团里请了假，通过预约专程来看病的肖玉萍随着人流朝前走，仰起的脖子上有几条青筋突出。

预约专家要几个星期，甚至好几个月，排队候诊等待叫号得几个小时，等进入门诊室，专家看病简捷迅速，问不了几句话，已经开出处方。再多说几句，虽然医生依然和颜悦色，门外候诊的病人却个个竖眉瞪眼，明显地流露出不满的神气。

"我什么时候才能怀孕？"肖玉萍看着医生，心里七上八下。

"这又不能着急的，听其自然，水到渠成。"病人着急，医生却不急，说话慢条斯理。

"我是龙华医院李祥云教授介绍过来的，之前吃过中药，在您这里西药也治疗了近一年了。"

"我知道，你目前的情况还可以呀，"专家重新翻看她的病史，"你'试管'也做过两次了？"

"都是今年做的，共取了八个卵，存活冻胚四个，分两次移植，都没有着床。"

"最近检查血生殖内分泌吗？做过B超卵泡监测了吗？"

"一切都正常呀，"肖玉萍神情忧郁，"医生，能不能加大促排卵的激素剂量，我32岁了，结婚2年多了，中药、西药差不多吃了2年多、快3年了。"

"可以。不过加用激素要随时注意身体的反应，有什么不适随时过来调整。"专家放下病史，思忖着对助手下医嘱。

"双手端好笛子，左手在前，右手在后，尽量放松，挺胸，腰板伸直，吹笛要求精气神协调一致。"肖玉萍在家里辅导两个不到学龄的孩子。

日光灯照在墙面，再折射到整个房间，光线显得柔和而朦胧。两个孩子的家长坐在角落里，眼睛直勾勾地看着肖玉萍，神态肃穆。

肖玉萍在钢琴上弹出几个音符："照着钢琴的音色吹，我听听你们的音准不准。"

房间里响起两支笛子忽高忽低、参差不齐的金属哨响声。正凝神听着孩子笛声的肖玉萍突然感到一阵恶心，来不及起身去卫生间，张口就是一阵涌吐。老公闻声从内室赶来，扶住站立不稳的妻子，只见呕吐物不仅喷了一地，钢琴键上也沾上水渍污物，靠近的小女生脸上身上也都沾了"光"。

"对不起！"肖玉萍脸色发青，站立不稳，李剑科代她向学生和家长连声道歉。

“上周的课也没上完，这样不耽误课程进度吗？”一个家长的脸色很不好看。

送走孩子和家长，肖玉萍忍不住阵阵泛恶，胃里已经没有什么东西吐出，只是不停地干呕。老李替她轻轻拍背：“你吃什么了？怎么这几天老闹胃病？”

肖玉萍的脸在昏暗的灯光下白得惊人，平时舞台上争强要胜、挥洒自如的劲儿荡然无存，看上去就是一个神色憔悴、单薄脆弱的病人。

“晚饭就吃了点蔬菜、一个蒸蛋，备孕期间我想吃得清淡点，”肖玉萍侧身蜷曲，身上骨节酸楚，胸闷气急，有气无力地说，“我发觉最近几天，身体一直不舒服。”

“你早说呀，会不会是激素的反应？”老李立即陪着她去看急诊。肖玉萍到医院做了一系列检查，不仅血检白细胞增高、肝功能不正常，B超显示卵巢增大，而且还出现了胸水腹水。急诊医生检阅相关病史，请妇科会诊，诊断她得了卵巢过度刺激综合征(OHSS)。医生说，这是一种人体对促排卵药物产生的过度反应，是体外授精辅助生育的主要并发症之一。躺在急诊床上的肖玉萍病情进一步加重，不仅干呕，因为胸水腹水压迫心脏，她感觉透不过气来。心内科、肺科、泌尿科……被召集来会诊的专家穿梭往返，老李心里着急，可又不敢随便插嘴问。等他缓过神来，妻子已被送至重症监护室抢救。递到他手上让他签字的，居然是一张病危通知书。

经冬入春，气温不升，马路上一片寂静，耳边只有飒飒的风声。忽然又下起雨来，连日的阴雨，雨丝回荡，红墙砖缝到处是水汽。天很阴沉，厚厚的云翳压得很低，好像罩在人们头顶上的一块铅板。

李剑科配合医生，围着病床端汤送水，体贴入微。幸好抢救及时，经过专家悉心治疗，肖玉萍化险为夷，转危为安，医嘱已经通知可以出院了。可夫妻俩的心情和满天阴霾雨雾一样，一点都没有云开日出的希望。

“我们不会有自己的孩子了。医生说，我的体质绝对不能再用激素了，不能促孕排卵，连做试管婴儿的希望都没有。”肖玉萍忧心忡忡地对坐在病床边的丈夫说。

“先不要想这么多，出院后休养一段时间，等你身体完全恢复了再说。”

“我们离婚吧。你是独子，我不拖累你。”

“离了婚，我哪里去找像你这样又聪明又漂亮的妻子？别胡说了，咱俩这辈子不管日子是好是歹，不管会不会生孩子，都不会分开。”

贝多芬第六交响曲《田园》的温暖音色在舞台上淡淡飘散，晴空、阳光、白云、轻风，舒缓的异国情调深情委婉，波澜不惊。管乐声部中的长笛也吹得运腔自如，声情平和。当年贝多芬在乡村养病期间创作的不朽之作，让病后康复的肖玉萍也仿佛置身于风光明媚的田园乡间，沐浴春风，远离尘嚣，心静如水，淡泊安宁。

出院后休息半年，既然西药没有指望，已经别无选择的她，又回到交响乐团上班，同时再到龙华医院服中药调理，指望养好身体。至于能不能生育，只能顺应自然了。

“我这里有八次试管婴儿失败，服中药后喜获宝宝的先例。”我安慰着肖玉萍。

“我想调理一段时间，再去试试能不能做试管婴儿。”肖玉萍表情复杂，眼睛里泪光点点。

服药后，肖玉萍由OHSS病后引发的症状逐步好转，头昏腰酸减轻了，自我感觉体力在增强，脸上肤色从原来的枯涩变得红润光滑，夜间睡眠正常。之前她在剧团排练，因精神委靡、音色含糊，屡被指挥呵斥，如今重新焕发激情，释放出如歌的生命力度，吹出的笛音对生活充满了美好的憧憬。

再次复诊时，我在处方中加用了明朝吴昆《医方考》中的“龟鹿二仙膏”。我解释说：“龟鹿为血肉纯厚之品，可通补任督二脉，益肾填精，补益人体精气神。你只要放下包袱，坚持治疗，我对你有信心。”

听了这番话，肖玉萍更加振作精神，不再为怀孕而心情纠结，全身心投入工作，夫妻间也情意和谐，亲密无间。

肖玉萍在龙华医院李教授这里治疗半年，眼看又到春暖花开的季节。从2015年7月初诊算起，三年来岁月蹉跎，病情反复，虽然2018年的春天姗姗来迟，生命的蓓蕾还是从茂密的枝叶中一朵又一朵顽强地绽开。一大清早推窗出去，蓝天白云间，一片绿色汪洋簇拥着春花，铺霞缀锦，笑意亲切。

李剑科紧赶慢赶把做好的煎蛋馅饼端到餐桌上，肖玉萍却神情慵懒地对老公说：“今天我请假了，不参加上午的排练。”

“为什么？你又生病了？”

肖玉萍把刚测的试纸拿给他看：“我已经有了。”

“是吗？”老李一阵激动，有点不相信自己的耳朵，“不是约好下个月去采卵？自己怀上了？”

夫妻俩赶到医院。“心志平和，才能水到渠成”，我看了她的基础体温，一方面让她抽血化验血HCG和孕酮的数值，一边解释说：“现代心身医学提出心因性不孕症的概念。所以夫妻间相互配合，树立信心，消除紧张情绪很重要。人过于紧张，会使机体内分泌失调或神经功能紊乱，导致性激素分泌、排卵等一系列障碍，还可继发引起输卵管痉挛或宫颈黏液分泌异常。长期的抑郁焦虑或紧张会增加体内儿茶酚胺浓度和内源性鸦片碱浓度（β-内啡肽），使肾上腺素与去甲肾上腺素及催乳素释放量增多，进而抑制促性腺激素（GnRH）的分泌，干扰雌激素、孕激素的合成，导致卵巢功能低下而造成不孕。相反，心情愉悦，能分泌更多的多巴胺，会使心情放松，化解情绪，达到自然怀孕的目的。”

“继续测量基础体温，认真服中药保胎，不能掉以轻心。”我叮嘱肖玉萍。

衡山路“Bar & Restaurant”店中，典型的吧台、餐桌格局，临街一侧的玻璃映着夕阳的余晖。李剑科坐在窄窄的木椅上啜一口蓝山咖啡。天黑了，街灯全亮了，灯光沿着树枝闪烁，一路火树银花，让人不经意间，感受着时光的无限柔波。

正对面的吧台一侧，长笛手肖玉萍对窗而坐，细腻温存的笛声犹如空气中挥之不去的淡淡咖啡气息，在镂花的水晶酒杯间回荡缠绵、释放芳香。看她的侧影，脸略仰，像凝视，肩瘦削，分明是美人。她有妍媚的朱唇，长发散了一肩，发际珠光一闪，细如笑语，颊上便生了丁香影。很难想象，叠经峻险的她端起长笛仍保持着少女的清纯，举手投足，风情万种。

谁也看不出，窗边的美人为孕育经历了怎样的磨难，孕期负担沉重，产后又患湿疹，不仅瘙痒难忍，而且腰际腿部斑斑点点、渗湿流水，自己看了都会害怕。幸好李教授慎思明辨，临诊善变，每有真知灼见，循序渐进，终于药到病除。一场坎坷的生命演绎，让人感悟传统医学的真谛。

上海的夜景很美，咖吧的咖啡很香，凝聚着人生沧桑与智慧的音乐更具魅力。

经验之谈

卵巢过度刺激综合征(OHSS)为体外受孕辅助生育的主要并发症之一，是一种人体对促排卵药物产生的过度反应，是以双侧卵巢多个卵泡发育、卵巢增大、毛细血管通透性异常、异常体液和蛋白外渗进入人体第三间隙为特征，而引起一系列临床症状的并发症。OHSS的主要临床表现为卵巢囊性增大、毛细血管通透性增加、体液积聚于组织间隙，引起腹腔积液、胸腔积液，伴局部或全身水肿。近年来，随着试管婴儿技术的普遍展开，OHSS发生率呈上升趋势。本病多于注射HCG后的3～7天出现，轻者仅表现为胃胀、食欲不振、下腹不适或轻微腹痛；严重者可有下腹胀痛，B超检查显示卵巢增大，直径达5～10 cm，大量胸腔、腹腔积液，并导致血容量减少、血液浓缩、血液高凝状态，以致发生低血容量休克、心肺功能异常、电解质失衡、肝肾功能损害。病人因卵巢巨大，也可出现卵巢扭转、黄素囊破裂出血等急腹症。

本案病人在发生OHSS后，被告知不能再用激素促孕，别无选择，只好静下心来服中药调理。由于中药药性缓和，不伤正气，加上辨证精准，用药严谨，无论孕前扶养正气、滋润精血，调整肾-天癸-冲任-胞宫生殖轴，使未经IVF而自然怀妊，还是孕后保胎、清解利湿，都能动中肯綮，药到病除。

备孕求嗣，心理因素不可忽略。揠苗助长，急于求成，欲速则不达。相反，放下思想包袱，没有心理负担，顺应自然，多能水到渠成，自然妊娠。

二十六、一点尿也解不出来

窗外的天空湛蓝纯净，像宝石一般透明，偶尔一缕缱绻的白云掠过。从云层中露脸的太阳很亮，中心点是白色，外圈镶了一圈金黄色的宽边，空中显现出通红的霞光。朝下看是大海，深蓝一片，像闪光的锦缎。

从洛杉矶起飞的波音777正在飞往中国的途中。经济舱的座椅比较窄，她用座位把手侧面的小圆按钮选择了不同的靠背角度，始终没有找到舒适的感觉，主要是此刻她的心情很烦。

她叫徐海燕，今年43岁了，此行回国还是为了解决生育求嗣的难题。大龄女，结婚已经晚了，可到现在8年，生育怀孕的梦想还是遥遥无期。

在国外生活，工作生活压力很大，婚后因为种种原因先是避孕，可之后算来未避孕6年了，就是怀不上孩子。徐海燕找了好几家医院检查治疗，还在2009年、2010年做了两次试管婴儿，可都没有成功。美国医生说她内分泌失调，卵巢功能不好，家人都催她回国治疗，还告诉她现在中医中药受人关注，在很多领域都有现代化应用。比如，航天英雄是用中医保健的，奥运冠军也在用中药提速赛场，为国争光，屠呦呦因青蒿素治疗疟疾的贡献获得了诺贝尔奖，还有专家用砒霜治疗白血病，这些都推动了传统医学的突破与发展。

中医真的有人们说的那样神奇吗？徐海燕抱着尝试的心理，和老公一起远涉重洋，回国治疗。踏上久违的故乡热土，看到近几年城市的发展变化，她的心里不由一阵阵感叹。一下飞机，徐海燕就打听选择了一家国内外都很有名的专科医院，一边用中药调理，一边继续做试管婴儿。可是连续的中西医用药促排，卵巢功能低下仍未能明显改善。先是取不出卵来，加大用药剂量后，好容易取获一枚卵子，可是月经第10天B超显示子宫内膜仅4 mm，不予移植。

徐海燕咨询了多个相关部门，有人告诉她，中医大夫不是全科医生，从头到脚什么病都能治，中药治疗不孕症得找中医妇科，并向她推荐了龙华医院的李祥云教授。

病案摘要

初诊：2014年1月12日。

病人43岁，结婚8年，未避孕6年而未孕。2009年、2010年在美国两次做试管婴儿失败。2013年10月在上海某专科医院取卵配成冻胚一枚。11月29日B超(月经第10天)显示：子宫37 mm×38 mm×33 mm，内膜4 mm，左卵巢无回声区44 mm×44 mm×40 mm，提示左卵巢囊肿。

平日头晕脑涨，腰膝酸软，经行延后，月经量少，色黯，夹小血块，腹痛，腰酸，带下清稀。苔薄，脉细。

我给徐海燕做妇科检查后，对她说：“你先天禀赋不足，身体虚弱，脾肾两虚，气血不足，加上远涉海外，水土不服，又已经43岁，早过了女性生育的最好年龄。肾亏精少、胞脉失养，就是西医所说的黄体不健。取卵移植，有一定难度。”

徐海燕说：“我一定认真吃药，配合治疗。”

我关照她：“你还要测量基础体温，生活起居注意劳逸结合，精神乐观，心情愉快。”

徐海燕在李教授门诊连续治疗4个月后，再次取卵，配成冻胚，并于2014年5月23日移植成功，夫妻庆幸，全家欢乐。孕后西医继续予黄体酮针每日肌肉注射，黄体酮胶囊每次2粒、每日2次口服。

原以为一朝怀胎，春风如意，建卡观察，只待如期生产，却不料好事多磨。2014年7月22日，徐海燕孕75天，出现排尿困难，遂停用所有黄体酮。至7月25日，症状继续加重，小便已不能排出，少腹胀痛。她去专科医院急诊，医生予以导尿管插管治疗。可是导尿管放置2天，拔出后仍不能排尿，只能再次插入导尿管留置观察。徐海燕不堪痛苦，再求助中医，到龙华医院找李教授。

复诊：2014 年 7 月 31 日。

病人妊娠尿潴留（黄体过度刺激综合征，OHSS），神疲乏力，头晕气短，无腹痛，无阴道出血。7 月 25 日（孕 78 天）B 超示：宫内见胎儿，头径 19 mm，头臀径 49 mm，胎盘位于子宫后壁，厚度 15 mm，最大羊水深度 38 mm，胎心可见。舌淡，苔薄腻，脉滑。

"我一点尿也解不出来，小腹胀痛，太难受了。"徐海燕脸色萎黄，有气无力地说。

"中医认为，妊娠小便不通，是脾肾气虚，系胞无力、膀胱气化不利、水道不通而发生尿潴留。发生本病的原因是用黄体酮过度，使膀胱肌肉松弛，导致妊娠尿潴留"，我说，"但你不要太紧张，我给你用中药治疗，可以补肾健脾、益气升陷、利水安胎。"

同时我给予医嘱："动静相宜，适当走动，以利血流通，调畅情志，放松心情，争取早日康复。"

徐海燕仅服中药一剂，当天就感觉身体轻松，腹部胀痛缓解。第二天，8 月 1 日，于外院拔出导尿管，拔出后小便通畅，已无排尿困难。

一周后的 2014 年 8 月 6 日，徐海燕来龙华医院复诊。

病人孕 90 天。精神良好，无腹痛，无阴道出血，苔薄，脉细。继续按原治则方药加减调理，病人胎孕发育正常，小便通畅，无其他明显不适。

2015 年随访，徐海燕已顺产一女婴。

经验之谈

病人多次尝试试管婴儿技术均不成功，之后又取卵困难，尽管取得 1 枚卵子，并配对成功，但因子宫内膜偏薄，无法种植，提示肾精亏虚，肾气不足。经中药治疗后再次取卵，并胚胎移植成功，后用黄体酮以及中药保胎。保胎期间，因排尿困难就诊，初见神疲乏力，头晕气短，为脾气不足，举胎乏力，胎压膀胱，影响气化，出现水道不通。肾司膀胱，肾气虚则气化不利，开阖失司。本证尿潴留与脾肾气虚、膀胱气化不利相关，治则应为健脾益气、补肾利水，因处于孕早期，且为人工受孕，故治疗小便时并顾补肾、养血安胎。

妊娠早期尿潴留是妊娠期特殊情况，因胚胎在子宫腔内生长发育，胚胎绒毛分泌多量的绒毛膜促性腺激素、雌激素、孕激素，使神经内分泌系统发生改变。同时，加上应用大量黄体酮保胎，孕激素使子宫平滑肌松弛、安静而保胎，但也使膀胱平滑肌松弛，膀胱容量增加；孕激素又使输尿管平滑肌张力降低，输尿管蠕动频率及强度均减少，从而导致尿潴留。此外，病人系试管婴儿受孕，精神紧张，担心保胎失败，故减少活动，卧床休息，也增加了尿潴留发生的机会。因此，医嘱放松心情，动静相宜，养成定时大小便习惯，也对治疗有积极意义。

二十七、离婚，复婚，离婚，再婚，又离婚……

梧桐院落，满地苍苔，花坛颓败。

她手里用绳子牵着一块木板，木板下安着四个轱辘，木板上捆着她从附近弄堂里拾来的垃圾。经过大半天巡回搜罗，此刻她安静地坐到一张被废弃的电脑椅上，把垃圾中的可乐瓶、茶叶罐、旧书报、纸板箱一一挑出，分门别类，重新捆扎。稍事休息，待体力恢复后，她再将废品用装着轱辘的木板车拖到对马路的废品回收站去卖。如果运气好，拾到整叠的书报，一天可以挣二三十元钱，再不济，拾些破罐烂铁也能有十来元的收入。

她其实并不缺钱，是一家五金机械厂的退休职工，每个月有几千元养老金，但她养成了拾废品的习惯，每天在家门口旧花坛前“上班”，风雨无阻，长年累月，乐此不疲。

除了拾废品讨人嫌，她脾气还不好，看媳妇不顺眼，人前背后唠唠叨叨数落媳妇，埋怨媳妇小珍不给她生孙子。

小珍进门已经三年了，左邻右舍无论是嫁出去的女儿，还是娶进来的媳妇，要不了几个月就身体发福、肚子膨出，然后生宝宝、坐月子，要不了一年半载就娇儿绕膝。三口之家甜甜蜜蜜，当长辈的脸上也光彩。偏偏自己儿子摊上个肚子没有动静的老婆，她盼了一年，再等了一年，现今已经第三年了。

小夫妻不着急，老人可是不耐烦了，由起初的问长问短，到后来旁敲侧击，甚至一边收拾垃圾，一边指桑骂槐，反正一天到晚没有好脸色给小珍看。小珍不去理她，她有时就找儿子孙平出气。老人着急也不是一点没有道理：“你们现在生出儿子，我还能替你们照看，可再过几年如果我死了，你俩双职工怎么办？”

孙平问妻子小珍：“我替你预约了龙华医院特需门诊的号，你倒是去看了没有？李祥云教授是上海有名的‘送子公公’，你去他门诊吃中药调理吧。”

小珍说：“我怎么不去看，你以为我心里不急？我在妇科医院检查出宫颈糜烂，做了聚焦超声波治疗，之后做子宫输卵管造影，发现双侧输卵管阻塞，有多量造影剂残留，医生说双管通而极不畅。”

“你请李教授治疗呀，我单位一个老大姐，输卵管积水，就是在龙华医院李教授那里治好的。”

之后，小珍就来到龙华医院找我，我给她开了以“峻竣煎”（参见 P42）为主方的中药，并嘱其认真服药，再结合灌肠与吃穿山甲粉。治疗了约半年，小珍还是未怀上胎。她心急了，问我：“怎么治了半年还不行？”

我告诉她：“输卵管积水很难治，就是做

试管婴儿，也要把双侧输卵管结扎起来才可，否则也不会很快怀孕，你要做好治疗一年以上的思想准备。”

孙平听说后着急，问小珍：“怎么要一年，我那个同事才吃了三四个月中药就怀孕了。”

“我也跟李教授说了，能不能快点。可是李教授说这急不得的，同样毛病还有吃两三个月就怀孕的，但我的情况跟她们不一样。”

“你是不是之前跟别人那个过，做过人流呀？网上说输卵管阻塞粘连是人流的后遗症。”孙平一着急，说话就有点不知深浅。

“孙平，你不要没有良心！我是黄花闺女，从来没有恋爱过就跟的你！你是电视里琼瑶的戏看多了，还是脑子进水了？”

婆婆在房门外听到小夫妻争吵，听说还要等一年，顿时就坐不住了。何况她虽然上年纪了，脑子却不糊涂，她知道医院不是银行，一年储蓄到日子一定兑现，医生说一年，万一一年还怀不上呢？

正巧，这天她好容易收集的几只挺值钱的纸板箱不知被谁拿走了，她一气之下就下楼，坐到破椅上对着摆放她“宝贝”的花坛放声大哭，一边哭一边骂拿走她纸板箱的“缺德鬼”，弄得周围邻居们都心烦。有好心人过来劝说，也有人躲得远远的，老年人的固执让人不待见。

房间里的小夫妻争吵还在继续，小珍知道婆婆的哭骂是冲着自己来的，她对孙平说：“你是独生子，婆婆等着你传宗接代，我不拖累你，咱们好合好散，离婚吧。”

孙平想不出更好的主意，两人真的去民政局领了离婚证。

半年后，孙平陪妈妈到龙华医院做针灸，治疗腰腿疼，在特诊楼的电梯里遇到小珍。小珍还在李教授的门诊治疗妇科病，因为中药调理，脸上气色看上去还可以。相比之下，孙平又要照顾老人，又要料理家务，明显疲劳憔悴了很多。

彼此问了各自的近况，老人也拉着小珍的手问长问短，有点后悔。已经看完门诊的小珍，陪着他们抽血检查、做针灸理疗，把他们送到宛平南路的医院大门口。分手时孙平出于礼貌，也出于对既往姻缘的眷恋，对小珍说：“有空来走走，我妈虽然脾气不好，可是你走后她还是很想着你的，睡到半夜会做梦叫你的名字。”

一周后，一个熟悉的护士让小珍用婆婆的医保卡去取检查报告，小珍想起这天正好是婆婆的生日，就买了一个蛋糕，捎带着去送检查报告。

老人很在乎自己的生日，看到昔日的儿媳特地送来生日蛋糕，一时喜出望外。按照惯例，她给周围邻居一家送一碗长寿面，也把蛋糕切开让大家分享。让小珍感动的是，原来的房间、卧室布置，她走后孙平一点都没有动。当年陪嫁来的台灯已经很旧了，依然摆在床头，台灯下还有一本她之前读过的书。床上铺着她和孙平一起睡过的被褥，连枕巾都没有换过。打开橱门，几件她走时丢弃不要的旧衣服，当时随手扔在洗衣机上，现在洗得干干净净，整齐地挂在原来的衣架上。

她一回头，见孙平站在身后，目光灼灼地盯着自己看。小珍顿时泪如泉涌，扑在他的怀里。孙平抚着她的头发说：“咱们复婚吧？李教授说治疗要一年，这不只剩不到半年的时间了？”

偏偏生活不是照着人们设计好的轨迹走。复婚后的夫妻俩一起到龙华医院的特需门诊室就诊，我指着近期的检查报告和小珍测量的基础体温记录，不无遗憾地说：“不仅是输卵管问题，你现在的基础体温不好，测血生殖内分泌示黄体水平低，情况不是很乐观。”

“是不是再治疗半年还是好不了？那还要多长时间呢？”

“这真的难预计，你要有长期服药的思想准备。”

女人的年龄最经不起消磨，更何况离婚、复婚后小珍已经不再年轻了。看完门诊，夫妻俩谁也不说话，默默走完回家的路。花坛前的婆婆依然一边整理垃圾，一边跟邻居唠叨自己的心事。开门进屋，没有开灯，暮气沉沉的房间里静得没有一点声响，小珍和孙平都感觉到从四肢到胸腹一阵阵发凉。

等待的日子让人心焦，每月两次特需门诊，通输卵管与调理内分泌用的部分名贵中药不入医保，长年累月，对工薪收入的小珍夫妇来说也是一笔不菲的花销。此外，中药代煎药汁不浓，他们就自己一天两次地煎，不仅麻烦，刺激鼻腔的气味也令人受不了，还影响左右邻居。看病预约候诊又要经常请假，看领导的脸色，听同事的闲语，最要命是，还不知道熬到什么时候才是出头之日。生活里烦心事一多，夫妻俩就失去耐心，为一丁点小事争争吵吵。

终于在一次丧失理智的互相指责中，小珍含着泪跑回了娘家。事后孙平试图和解，但小珍不接电话，上门也拒绝见面，双方剑拔弩张地僵持了几个月，孙平心灰意冷地把当年好不容易保存下来的小珍衣物统统打包，快递到小珍的单位。至此双方情断意绝，再次走进民政局协议离婚。

这次两人都动真格了，不到半年，小珍由同事介绍找了一个有孩子的中年离异男子，结婚了。对方已经有孩子，小珍就不用再辛辛苦苦跑医院治疗不孕症了。孙平收到小珍托人捎来的喜糖，也四处托人介绍对象。上海地区将大龄“剩女”叫做“圣斗士”“必胜客”，甚至“齐天大圣”，虽说有点刻薄，但也反映出男婚女嫁的不平衡现象。孙平很快与一个未婚的中年女子走到一起，领证成亲。

青春男女，一见钟情，彼此爱慕，常常顾不得门第深浅、学历高低、经济条件。两人婚后彼此包容，筚路蓝缕，含辛茹苦，用双手创造小家庭的幸福和谐，这是结发夫妻。半路夫妻就不一样了，人到中年，叠经沧桑，不再像青年时期那样容易冲动。说是成熟，其实是世故，择偶婚嫁，先得掂量彼此的斤两，讲究门当户对。婚后同居，更是壁垒分明，彼此不肯吃亏，一有风吹草动，各人打各人的算盘，有点摩擦也不容易磨合。

分别再婚后的孙平和小珍就都陷入这一尴尬的境地。夫妻双方日常开销斤斤计较，一有矛盾无论是非曲直，先与自己之前的那一位做比较，心里总有今不如昔的感觉。虽然彼此很有风度，从不为鸡毛蒜皮争争吵吵，但裂痕的存在是刻骨铭心的，说是“同床异梦”也不为过。

再次相逢还是在龙华医院，这次不是无意邂逅，是孙平特地来等候前妻。“我猜你也许还会来找李教授看病，在这里说不定能遇到你。”孙平看着小珍说。小珍已经 40 岁，眼角的鱼尾纹十分清晰，鬓发也露着些许灰白。两人四目相对，表情复杂，眼眶里含着湿润的氤氲。

“你好呀，你太太好吗？”小珍伸手整理了一下额前的一绺刘海，说话的声音很软，眼神尽量保持着冷静。

“离婚了，不适合。”孙平的声音仿佛从遥远的天外传来，没有温度。

长长的沉默，缓慢而细微的呼吸声，小珍眼神闪烁，神情淡漠。终于她回答面前的前夫：“我也是，离婚了，现在是一个人。”

听到护士叫号，两人并肩走进特诊室。我和学生们看到同时出现的这对离了两次婚的男女，不免惊讶。孙平倒是不露声色，在我问诊按脉时，他插嘴问：“我的太太还有怀孕希望吗？”

我见他开口称小珍“太太”，一时接不上话来。作为医生，我只看病，不管别人家事，完成按察脉象后，才回答他：“虽然她在我这里看过门诊，可是断断续续，没有连贯治疗，本人情绪也不稳定，这对疗效是有影响的。近期血生殖内分泌化验提示FSH升高，已经有卵巢早衰的趋势，治疗不孕症不是很乐观。”

“有可能就不会怀孕了，是不是？”孙平问。

“有这个可能，不过也不是一点没有希望，可以再争取。只是吃药要认真，再不能断断续续。如果再节外生枝，我也无能为力了。”然后，我给她开了补肾益精、填补冲任、健脾养血、活血调经的中药，并嘱其认真服药。

孙平与小珍对视一眼：“这次我们是认真的，一定好好看病、好好吃药。我主要想把身体调理好，能不能有孩子，就听其自然吧。”

“这样很好，我给你用健脾益肾、改善卵巢功能、促进卵泡发育的药，大家一起配合，争取有好的结果。”

医嘱：放下包袱，放宽心情，测基础体温，做B超监测排卵。

从龙华医院出来，孙平和小珍转头又去了一家三甲妇科医院，想咨询做试管婴儿。接诊的医生看了她带去的病史记录与相关检查报告，直截了当地说：“你的卵巢功能衰竭，已经不适宜做试管婴儿了。”他俩意识到，现今只剩下中药治疗，别无其他选择了。

2019年6月25日，生活垃圾分类制度入法，上海成为中国第一个分类试点的城市，与垃圾打了多年交道的婆婆被居委会聘为垃圾分类投放点的督导员。老人每天凌晨三四点就起身，帮着保洁员整理垃圾，引导居民做好垃圾分类投放。遇到有困难的独居老人、高龄老人、残障居民，她还协同保洁员上门回收，把垃圾分好类，带到投放点。老人一下子由原来招人嫌的“拾荒婆”变成受人尊敬的志愿者，人活得有价值了，她觉得脸上有光彩。对两次离婚、三入家门的小珍也变得慈祥关爱，不再有脾气。更何况事到如今，对年过四旬的小珍，无论是她本人，还是家人，都知道没有必要再苛求生育了。现在只有面对现实，小夫妻也十分珍惜来之不易的和谐家庭，日子过得比以往任何时间都温馨安宁。

让人始料不及的惊喜居然悄然降临，小珍的基础体温在精心调理下，由单相起伏渐渐形成双相，FSH的上升也得到抑制反转。2019年9月复诊时，小珍的基础体温高相持续18天，测尿HCG阳性。我郑重地对小珍说：“恭喜你，你怀孕了！”

经验之谈

本案病人病情复杂，由输卵管阻塞粘连、黄体不健，发展到FSH升高、卵巢功能早衰；而本人的家庭生活也曲折多变，离婚、结婚几经反复，叠经沧桑，身心交瘁。由病起变，由变促病，病人在病情缠绵与生活变迁中备受折磨，幸好通过中药治疗，最终有一个圆满的结果。

女性的生理功能与心情舒畅密切相关。中医认为，血海为肝所司，是胞宫发挥行经、胎孕生理功能的物质基础。《临证指南医案》有云"女子以肝为先天"以及"妇科杂病，偏于肝者居半"。《医学入门·妇人门》记载："妇人多忧思仇怒，女病皆因气血郁结。"清朝李冠仙在《知医必辨》中记载："五脏之病，肝气居多，而妇人尤盛，治病能治肝气，则思过半矣。"张从正的《儒门事亲》曰："厥阴肝经之经络，乃血流行之道路也，冲脉、任脉、督脉亦属肝经之旁络也。"清朝唐容川在《血证论》中记载："盖冲任之血，肝所主也。"

现代心身医学有心因性不孕症的概念。病人前期治疗急于求成，由此引发家庭婚姻变故，抑郁或紧张情绪使机体内分泌失调或自主神经功能紊乱，影响性激素分泌，造成排卵障碍。离婚、再婚所造成的长期抑郁、焦虑会增加体内儿茶酚胺浓度和内源性鸦片碱浓度（β-内啡肽），使肾上腺素、去甲肾上腺素及催乳素释放量增多，进而抑制促性腺激素（GnRH）的分泌，干扰雌激素、孕激素的合成，导致卵巢功能低下而造成不孕。病人最终放下包袱，听其自然，消除了负面情绪，在中药促孕下，反使多年夙愿一朝遂心。

二十八、一次又一次"试管婴儿"，这次……

陈艳芝31岁，婚后流产两次，之后一直没有怀孕，她找了一家有名的妇科医院做试管婴儿，但移植两次都没有成功。婆婆建议她去看中医。

婆婆在缺医少药的边远山区长大，亲眼目睹中医的神奇疗效，对陈艳芝说了不少中医治病的故事。

在婆婆小时候，山寨里有放花筒的习俗。新鲜的竹筒灌进火药，两头用黄泥加粽毛夯实，中间钻孔插上引线，点燃后火彩并发，比上海节日的烟火还好看。不料一次燃放时，竹筒炸开，把看热闹的一名邮差的膝盖炸裂了。当地的倪老倌是采药为生的，吩咐道："上山砍一枝今年新生的柳树干来。"他取出自备的草药，用嘴嚼碎，敷在邮差的伤口上，让人弄一只没阉过的公鸡，当场杀鸡开膛，去掉心肝肚肠，连毛带脚血淋淋地裹住敷药的膝盖，再捆上砍来的柳树干固定。十天半月后，邮差不拐不瘸，照样走村入户给各家各户送信了。

婆婆小时候牙痛，老辈人剥七粒大蒜（要白心，不要发芽的绿心），捣碎，敷在手掌和手腕交界处，用胶布贴紧，不消一刻钟，牙齿就不痛了。

乡里王老汉颈后生“搭背疮”，治不起，痛得死去活来，躺在门板上奄奄一息，就等着咽气后抬到乱坟岗上埋了。也是倪老倌，到田间捉水老鼠，剥下皮，血淋淋地敷在“搭背疮”上。王老汉居然死里逃生，先是能喝下点粥汤，不消几日，痛止肿消，撑着上山砍樵，还捉了一只山鸡去谢倪老倌的救命之恩。

陈艳芝在家休养，等着再次移植，婆婆天天在她耳边念叨倪老倌，听得她耳朵都快起了茧子。老公在科普杂志上读到龙华医院李祥云教授写的治疗不孕的科普文章，对陈艳芝说：“别听我妈的传说故事。现在吃中药还是要找正经专家。国家提倡中医，这李教授经验那么丰富，咱们还是去找他吃中药调理吧，再说，这也不耽误你备孕做试管移植。”

陈艳芝说：“我打听过了，李教授的特需门诊很难挂上号。预约时间很长，如果几个月才能看上一次，断断续续吃药，有什么用呀？”

“咱们去看了再说，总不见得李教授的病人都是断断续续吃药的，别人有办法挂号，我们也总会找到办法的。”老公说。

病案摘要

初诊：2019年3月8日。

病人2014年10月孕30天自然流产，专科医院清宫；2017年2月，孕45天，无胎心，人流清宫。当年做输卵管碘油造影(HSG)，读片通而极不畅，2018年选择性输卵管碘油造影显示双管通畅。2019年B超检查未见异常。染色体46XX，正常。月经第三天测血生殖内分泌：AMH 0.41↓，余无异常。

目前身体疲乏，少腹隐痛，带下较多，色白，性欲淡漠，夜尿2～3次，寐差，苔薄，脉细。月经量偏少，色黯，夹小血块，稍痛经，无腰酸，乳胀。

陈艳芝对我说：“我做了两次试管婴儿都没有成功，家里长辈让我吃中药调理，我也听说中药能提高试管婴儿的成功率，您看我目前适宜用中药吗？”

我说：“你碘油造影显示输卵管通而极不畅，没有经过治疗，SSG(选择性输卵管造影)就显示双管通畅，这显然是行通液手术时，液体在加压状态下通过输卵管的。你的血检显示AMH偏低，AMH是抗缪勒管激素，能评价卵巢储备功能，是判断卵巢衰老与否的最准确的生物标志物。AMH偏低，说明你的卵巢功能变差了，用中药能提高卵巢功能。你目前打算自然怀孕，还是继续准备做试管婴儿？”

“家里长辈着急，我想一边中药调理，一边做试管婴儿。”

“好的，这样我就主要给你补养脾肾，恢复卵巢功能，促进排卵，为继续行试管婴儿作准备。”

医嘱：测基础体温，劳逸结合，适当运动，饮食荤素搭配，心情平和，忌忧思恚怒。

陈艳芝看病回到家。婆婆对煎中药很虔诚，特地去买了一个煎药锅，每天早上取出药包，拆去小包装，很小心地放在药罐里，先浸泡一个小时，然后按照药袋上煎药的提示，放在煤气灶上候分刻数地煎熬。煎出二汁药，混匀后倒入两个保温杯。如果有颗粒，也用热水化解，匀在药汁里，让媳妇上班带到单位服用。

二诊：2019 年 3 月 29 日。

病人末次月经 3 月 16 日，5 天净，量中，色淡，无血块，稍痛经，无腰酸，经行乳胀，苔薄，脉细。

陈艳芝对我说：“我之前做点事就要歇一会儿，很容易疲劳，吃了中药好多了，连续工作都没有不适的感觉。”

我说：“你的基础体温不好，要慢慢调理，不能急。”

三诊：2019 年 6 月 5 日。

病人末次月经 5 月 17 日，5 天净，量中，鲜红，无血块，稍痛经，易激动，低热，额面部痤疮，基础体温双相。苔薄，脉细。

我对陈艳芝说：“你的基础体温上来了，这是好事情，你们可以在排卵期试着同房。虽然准备做试管婴儿，有机会也可以自己试孕。”

“我脸上发痘，是怎么回事？”陈艳芝问。

“中医认为是肺胃之火充斥上焦，我给你加点清解祛痘的药。”

四诊：2019 年 9 月 14 日。

病人月经 8 月 6 日，6 天净，量中，色红，无血块，稍痛，颈部痤疮，苔薄，脉细。

陈艳芝兴奋地告诉我：“我之前取不出卵，一直在等候，吃了中药，一下子取卵 8 枚，获得一个优质胚胎，准备下月移植。”

我看了她的基础体温说：“你体温连续高相，月经过期没来，有自然怀孕可能。我先试着给你保胎，继续观察。”

“不可能吧？我做试管婴儿失败了 2 次，都取不出卵了，吃中药还能自己怀孕？”

我笑而不答，嘱其继续测基础体温，忌食生冷，小心预防感冒、腹泻。

五诊：2019 年 9 月 25 日。

病人末次月经 8 月 6 日，基础体温高相 23 天，胸胀，尿频，测尿 HCG(＋)。她真的怀孕了！

婆婆陪着陈艳芝一起来看病，见人就说：“我说中医就是好，我老家倪老倌不识字，可是救过很多人的命。我媳妇西医看了多少年，做试管婴儿也没用，李教授硬是用中药治好了！”

我说：“你不能从一个极端走向另一个极端，你媳妇在做试管婴儿备孕，也一直在用西药促进排卵，这次自然怀孕应该说是中西医结合的成果。”

经验之谈

抗苗勒氏管激素(AMH)临床主要应用于评估女性卵巢储备，是评价卵巢功能最准确的生物标志物，为治疗女性不孕症提供参考依据。AMH 正常值为 2～6.8 ng/ml，当 AMH＜2 ng/ml 时，提示卵巢储备功能不足；＜1.26 ng/ml 时，预示卵巢储备功能低下；＜0.5 ng/ml 则为严重功能下降。本案病人 AMH 仅 0.41，婚后流产两次，做试管婴儿移植胚胎两次也未获成功，与卵巢储备功能严重低下有关。

中医认为，肾藏精、主生殖，是生殖发育的物质基础。肾气盛能使肾精血充足，冲任旺盛，月经正常，孕育有嗣。肾气不足是卵巢病变的主要病因，同时脾为气血生化之源，脾主运化，气血充盛则经(月经)孕(孕育)产(分娩)乳(乳汁)均正常。如果伤脾，脾虚气血不足，肝郁气血不畅，都可使冲任失调，引发卵巢的病变，加上手术损伤，以致流产不孕，做试管婴儿失利。

我治疗卵巢病变多依经验方助黄汤（参见P71，“助黄汤”）为基础方，根据病人的不同症状表现，加减变化应用。方药组成重在补肾益精、强肾助阳，促黄体生成、卵子发育；同时行血补血、疏肝理气，促卵泡成熟而排出卵子；临床主治黄体功能不全、月经不调、排卵障碍、卵泡发育不良及黄素化卵泡不破裂综合征、性功能减退。加之对病人精神疏导，使其心情平和，放下纠结，听任自然，阴阳和合，得以未做试管婴儿而自然有孕。

进阶阅读（关于试管婴儿）

我国首例“试管婴儿”于1988年3月在北京医科大学附属第三医院诞生。上海也开展了这方面的研究，1995年8月18日，上海医科大学附属妇产科医院辅助生殖中心（现为集爱遗传与不育诊疗中心）也诞生了上海市第一例“试管婴儿”。目前上海有多家医院开展试管婴儿的工作。

1. 三代试管婴儿

试管婴儿受到全世界的关注，2015年有报道，全世界试管婴儿已诞生了约500万例。世界第一例“试管婴儿”路易斯·布朗于2000年结婚，2006年12月自然分娩一男孩，身体健康。

上述为试管婴儿一代，随着科学的进展、实际的需要，现已有第二代、第三代试管婴儿问世。第二代试管婴儿技术是在睾丸内取得精子，在女方卵浆内将男方单精子注射的技术（简称为ICSI），解决了男性弱精症的问题。第三代试管婴儿是胚胎移植前遗传学诊断技术（简称PGD）。该技术有广义和狭义之分，广义上是胚胎植入前遗传学筛查；狭义上是极早期产前诊断，在胚胎植入前先筛查，丢弃有遗传性疾病的胚胎，这样就把遗传性疾病的问题筛除了，可使病人得到健康的宝宝。

现代医学的进展给不孕者带来巨大福音，尽管中医不能直接解决这些问题，可是配合西医的技术，运用中医理论，在促排卵、提高卵子质量，以及胚胎移植成功后保胎等方面，中医药治疗起了积极的作用，大大降低了失败率，使更多的不孕症病人喜抱婴儿。

2. 谁能做试管婴儿

试管婴儿的适应证如下。

（1）输卵管因素导致的不孕：输卵管梗阻或输卵管通而不畅，输卵管结扎术后，输卵管积水，宫外孕输卵管切除，先天性输卵管切除等输卵管的病变。

（2）排卵障碍：多囊卵巢综合征的排卵障碍，可用促排卵的药物来采集卵子。对于黄素化卵泡不破裂综合征（LUFS）病人，亦可用促排卵药物来采集卵子。

（3）子宫内膜异位症病人，经药物或手术治疗后仍不孕者。

（4）男方精少症、弱精症、射精异常或无精症者。

（5）男方或女方久治不孕，呈免疫性不孕，局部或全身有抗精子抗体存在。

（6）子宫颈因素：宫颈过于狭窄，子宫颈黏液过于稠厚，不利于精子的穿透，久治仍不孕者。

（7）盆腔结核病人。

（8）卵巢功能衰退（竭），可通过供卵，或代孕母亲助孕。

（9）多次人工授精失败者。

（10）年龄因素：据上海集爱遗传与不育诊疗中心副院长孙晓溪介绍，一般女性不孕者若超过43岁，接受辅助生殖技术治疗的流产率不低于3%。

3. 需满足的条件

做试管婴儿的夫妇需满足以下条件。

（1）女方年龄应在40岁以下，35岁以下更好，这样成功率高。

（2）卵巢功能正常，测基础体温呈双相型，有正常的排卵，或药物能诱发排卵。

（3）子宫腔正常，诊断性刮宫示子宫内膜功能正常。

（4）丈夫精液正常且无病菌，无病毒感染。

（5）女方的白带常规检查无病变发现，女方身体健康，无肝炎、风疹病毒、巨细胞病毒等感染；双方无性病、艾滋病等性传播性疾病，无结核等传染性疾病。

（6）夫妇双方行染色体及有关遗传学检查，无异常者可进行第一、二代试管婴儿，如有遗传性疾病可行第三代试管婴儿。

（7）夫妇双方要了解试管婴儿的知识与概况，应双方自愿接受这项技术。

（8）患有严重心脏病和重度肺动脉高压者不宜。

特别关照

一旦胚胎移植成功，还应随访。病人要每天测量基础体温，观察高温相的维持时间，注意休息，预防感冒与腹泻。忌性生活。定期做激素测定，如HCG、P、E_2 等，并采取适当的保胎措施如中药保胎，可使母婴平安。

第六章　那些纠结心事

不孕症病人经过中医、西医的治疗，在排除相关病变障碍后，大多能妊娠怀孕，如愿生育。而在临证治疗不孕不育的过程中，历代医家都观察到不孕与病人的心理因素密切相关。面临求嗣的各方面精神压力，求子者放松心态至关重要。

可以说，好心态是“好孕来”的前提。但是，对那些或三次宫外孕，或八次试管婴儿失败，或家庭因此破裂的不孕症病人来说，好心态谈何容易？

那么，让我们看看他们的故事，看看她和他是怎样互相扶持着一路求嗣治疗的。有幸看到这本书的求子者们，无论你们走过怎样的弯路，都要放宽心，要坚持，相信自己也有和他们一样的幸运结局。

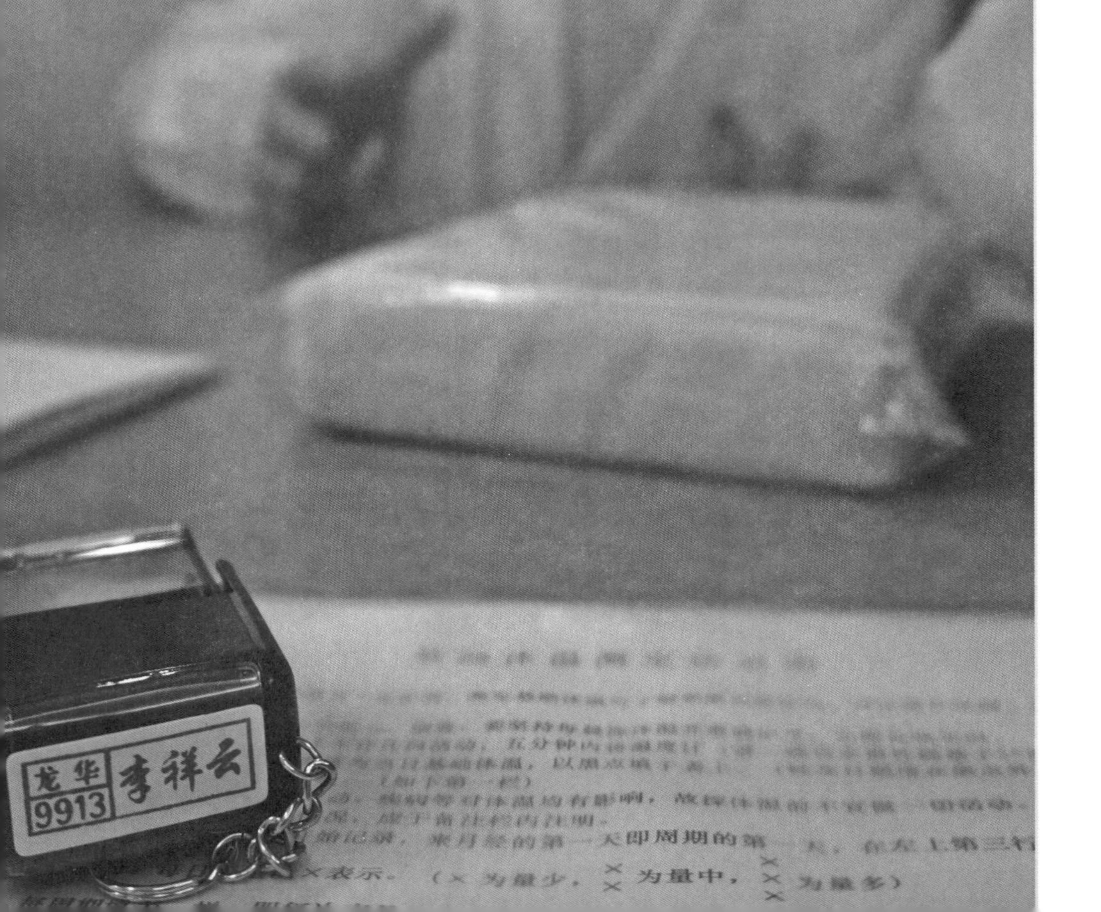

二十九、什么东西也不想吃

皓月当空，夜色降临，幽暗的云缓缓飘移，市声遥远微渺。从阳台上看出去，漫无边际的熠熠灯火，跑道般纵横明亮的马路街巷，远处市中心几座高大建筑物亮了灯，轮廓清晰地浮在夜空中。

一个穿红拖鞋的少妇走进室内，她穿了件圆领碎花睡衫，一条红褶裙，脸庞上有一层淡淡病容，原来光滑的脸颊略带憔悴。

"肚子还疼吗?"老公坐在沙发上看手机。

她沉默着，不置可否，然后抬起头，不无埋怨地说："你是在玩游戏，还是看八卦?"

"我在网上搜医疗热线，给你找一个好医生。"

她叫高佳燕，今年33岁，结婚已经5年，可是还没有孩子。婚后怀孕过一次，医生检查后疑为宫角妊娠，在一家综合性医院做了人流手术。2018年再次妊娠，确诊为宫外孕，做了腹腔镜手术，术后经常腹部隐痛，而且一年来夫妻间没有避孕却再没有怀孕。专科医院为她做了碘油输卵管造影，读片提示输卵管阻塞。

两次手术损伤，加上怀不上孩子的失落沮丧，让她整日打不起精神，不仅上班无精打采，家庭生活也感到落寞乏味，下班回家经常看手机打发时间。老公心疼她一天天瘦下来，变着法子给她做好吃的菜，可是她不是嫌蹄髈太油，就是觉得蔬菜太淡，甚至下班后感到没有胃口，倒头就睡。

"我给你网上预约了龙华医院李祥云教授的特需门诊，我把李教授的介绍发给你看，下周我陪你去看病。"

高佳燕之前也看过特需门诊，专家开出的处方与普通门诊大同小异，但李教授在网上的呼声很高，高佳燕搜阅过，因为不喜欢吃中药，心里有点犹豫不决。既然老公预约到门诊号，她想说不定传统中医真能解决她心头的烦恼。

病案摘要

初诊：2019年4月20日。

病人结婚5年。2015年孕45天，因疑似宫角妊娠合并卵巢囊肿，在综合性医院行腹腔镜下左侧卵巢囊肿剥除术+左输卵管系膜囊肿剥除术+高危人流术。2017年1月7日，输卵管碘油造影提示右侧输卵管稍通，左侧输卵管通而欠畅。2018年6月，因右侧输卵管妊娠在本院就诊，行右侧输卵管切除术。男方精液常规正常。2019年4月18日(月经第4天)测血生殖内分泌，正常。2019年4月18日B超示：子宫后壁肌瘤18 mm×18 mm×15 mm。

病人平日少腹隐痛，腰膝酸重，神疲乏力，烦躁易怒，舌淡、苔薄白，脉细。月经量中，色红，夹小血块，无痛经，无腰酸，无乳胀。

“别人结婚后都能正常怀孕生育，为什么我做了两次手术，现在都一年了，还怀不上孩子？”高佳燕抱怨道。

“你两次怀孕，一次在宫角、一次在输卵管，”我解释说，“都在胎儿不能发育的部位，必须手术终止妊娠。而手术损伤会引起盆腔粘连，即输卵管不通，影响精卵的正常结合受精，所以就怀不上孕了。”

“那吃中药有效果吗？”

“中医认为你先天不足，肾虚及脾，手术伤伐，胞脉阻滞，血行瘀结，两精不能相搏，故而不孕。我给你用活血化瘀、通络助孕的中药，能治疗输卵管阻塞的不孕症。”

“B超显示我还有子宫肌瘤，该怎么办？”高佳燕急切地问。

“中医认为子宫肌瘤属于有形之邪，胞中结块，也属于肾虚瘀阻的病证，实则攻之，结者散之，益肾活血化瘀同样能消瘤散结，达到治愈。”

医嘱：测基础体温，放宽心情，饮食荤素适宜，注意营养。

高佳燕本来就胃口不好，吃了中药，更是泛胃恶心，什么东西都不想吃。备孕时期，专家也说要注意营养，可吃不下东西该怎么办？老公为此忧心忡忡，去书店买来一叠菜谱，问她想吃什么。本帮、苏帮、甬帮、川湘重口味的……自己烧的不正宗，高佳燕的老公就电话叫外卖。可是挺贵的菜送上门来，高佳燕略动一筷两筷，就放下不想吃了。

高佳燕郁郁寡欢，老公也一筹莫展。

二诊：2019年5月4日。

病人末次月经4月14日～20日，4月30日少量白带有血（排卵期），无腹痛，胃纳不佳，时有泛恶。苔薄，脉细。

我一边听小高的诉说和她老公的抱怨，一边和颜悦色地说：“我继续给你用补肾填精、活血化瘀、软坚散结的中药，适当加点理气开胃的药味。你要克服心理障碍，养成吃中药的习惯。放宽心，才能打开胃。另外自己也动动脑筋，想想有什么好吃的、想吃的，让老公去买。”

出了诊室，老公问高佳燕：“你到底想吃什么？咱们去市场上逛逛。”

“你给我买点新鲜黄桃，不要那种罐装的糖水桃子。”

四五月份，上海地区桃花刚刚开过，哪里来的桃子？还不要罐装。老公突然想起高佳燕是奉贤人，江南地区的水蜜桃不稀罕，随处都有，只有黄桃是上海奉贤的特产。身体不适的女人有点思乡情结很正常，可是春夏季节去哪里买黄桃呢？

老公灵机一动，对高佳燕说：“我一定会让你吃上‘黄桃’。”

果然，第二天下班，老公叫小高吃饭，小高没忘老公的承诺：“黄桃买来了？”

老公指指餐桌上一个严实的盖着盖子的大海碗，让小高揭盖。小高看看老公，疑惑地揭开碗盖，顿时满室香气四溢，碗里不是桃子，竟是灰绿色、间杂冰裂纹、像哥窑烧制的瓷器般晶莹透亮的菜卤蛋。高佳燕喜出望外：“你哪里弄来的菜卤蛋？”

原来上海奉贤南桥有三宝：乳腐、黄桃、菜卤蛋，而以菜卤蛋最负盛名。老公虽不是土生土长的奉贤本地人，可是学过烹饪，有三级厨师证书。菜卤蛋是将腌制雪里蕻咸菜的菜卤去泡沫过滤，使之清纯；再将鸭蛋洗净煮熟，用冷水浸一下，蛋壳轻轻敲碎，不剥壳，放入菜卤中浸没，不加任何调味品；再大火烧开，文火煨煮三四个小时，待满室飘香，再焖一下，取出。间杂冰裂纹，入口滋味悠长，口感丰富，而且久放不坏。

高佳燕心情大好，一下子吃了两个菜卤蛋，意犹未尽。老公说："你也不要一下子吃得太多，都是你的，没人跟你抢。"

高佳燕说："也不仅是你菜卤蛋做得好，李教授给我加了开胃药也有作用。"

三诊：2019 年 5 月 22 日。

病人末次月经 5 月 13 日，6 天净，量偏多，无痛经，有血块，胃纳正常，无厌食泛恶感觉。苔薄，脉细。

结合月经周期，又治疗半年余，末次月经 2019 年 8 月 9 日，随后过期不至。

就在这秋收黄桃压枝的季节里，9 月 18 日，高佳燕测血 HCG 3 210 mIU/ml，9 月 26 日 B 超见宫内妊娠，孕囊大小 22 mm×13 mm×17 mm，见心血管搏动，胚芽 5 mm。

我给予补肾安胎之中药，保胎至孕 3 月，胎孕发育正常。

经验之谈

妊娠时孕卵在子宫腔外着床异常发育的过程，俗称"宫外孕"。输卵管炎症，造成正常生理位置改变、盆腔脏器粘连、拾卵功能异常等，是异位妊娠的最常见原因。本案病人两次异常妊娠，一次为宫角妊娠，一次为输卵管妊娠，切除了右侧输卵管，属于输卵管阻塞型不孕症。

中医认为，输卵管炎多为脏腑功能失调，气血运行不畅，肾虚血瘀。肾为先天之本，肾藏精主生殖，肾气不足，运血无力，血行缓慢，瘀滞脉络。经行、手术寒热湿邪侵袭，蕴结于内，停滞胞宫亦可为瘀。肾气损伤，冲任失调，血不循经，瘀久化热，阻滞脉络，管道阻塞，影响两精相搏而难以受孕。故本案以肾虚血瘀为主要病因病机，以补肾祛瘀为法，用补益肾气、活血化瘀之峻竣煎(参见 P42)，随症加入理气化痰、行气散结、清热解毒药味，可改善输卵管通畅与盆腔内环境，有利于孕卵着床，提高受孕率。

不孕症多属本虚标实，虚实错杂互见，治疗中使用攻伐药物时，尚需固护正气，调理脏腑功能，同时呵护胃气，使冲任血海充盈，提高卵子质量。

三十、女人的倒霉病她都生上了

睡眼惺忪，起床下地，拉开窗帘，玻璃刺目地一片透明。

窗外，碎砖散瓦，断柱残墙，地面坑坑洼洼，店面关门上板，等待拆迁的旧房人去屋空。室内房间显得空旷，几件半旧不新的电器已经送人，透进窗户的阳光中飘浮着大量尘埃，光线混浊，人也显得朦胧。

老公在走廊吸烟，烟雾缭绕，心绪紊乱，整个胸腔都透不过气来。他掐灭烟头，伸手敲了敲房门，焦灼地催促："好了没有？今天空腹抽血，不能吃东西。"

"来了。"她整理了一下额前稀疏而柔软的头发，披了件罩衫，尽量平息着自己忐忑的心情，从房间里出来，跟着老公一起走下楼梯。

她叫胡琦，34 岁，结婚三年。三年生活不易，不仅是居住在上海满地瓦砾、等待拆迁的"下只角"，身体也病病歪歪、未老先衰，像这里的旧房老宅风雨坎坷、每况愈下。

她婚后怀孕过一次，不慎在孕期做了 X 线摄片，因为怕对孕胎有影响，夫妻俩征求妇科医生意见后，做了人流手术。不料竟如同触动了多米诺骨牌，接下来的烦心事接踵而来。先是胡琦发现自己脸上痤疮频发，使原来光洁的一张脸像棚户区的"弹硌路"一样高低不平，紧接着身上的毛发也变长变粗。

因月经不调，医院检查怀疑为多囊卵巢综合征（PCOS），建议她去做血生殖内分泌检查。2017 年 1 月 19 日，胡琦在月经第三天做血生殖内分泌检测，促黄体生成素（LH）4.6 mIU/ml，促卵泡生成素（FSH）7.16 mIU/ml，雌二醇（E_2）59 pg/ml，孕激素（P）1.2 ng/ml，睾酮（T）58 ng/ml↑，催乳素（PRL）14.4 ng/ml，除睾酮略高外其他基本正常。

2017 年 12 月 10 日，她又在专科医院做子宫输卵管造影，显示双管通而不畅，伴盆腔轻度粘连。2018 年 3 月 2 日再查：双管通而不畅，碘液残留。

上海的秋天，天上飘着金色的落叶，空旷的平地上，老人和孩子在放风筝。蓝天白云间，老鹰翱翔，沙燕翩跹，一个数十米长的五彩大蜈蚣风筝悠然起伏，神采奕奕。

走在刚下过雨、到处是一摊摊积水的地面上，胡琦看着被污水溅湿的裤腿，对老公说："我怎么这么倒霉！女人该生的毛病是不是统统都集中到我身上了？"别人家夫妻到了休息天去迪士尼欣赏夜光幻影、去水族馆玩"海底世界"，胡琦婚后光想着看专家门诊、调休跑医院了。而且她越看毛病越多，2018 年 9 月 8 日 B 超检查，又发现了子宫肌瘤。

马路上阳光温和，人头攒动，各种汽车川流不息。快走到公交车站，迎面走来了熟悉的社区家庭医生老赵。听说胡琦又要去医院抽血，赵医生说："你为什么反复做这么多检查？"

胡琦说："我不是光做检查，也在治疗呀，西医、中医双管齐下，从一级医院、二级医院，跑到三级医院，听说哪里有治疗妇科病、不孕症的专家医生，我就往哪里跑。"

"不能这样家家医院都跑，什么专家都信，病急乱投医，欲速则不达。你还是要认准一位医生，耐下心来治疗一段时间，"赵医生根据自己的经验，给她介绍了龙华医院特需门诊的李祥云教授："你去这位专家这里看病，要做什么检查，专家会提醒你的。不提醒的检查、治疗，说明你现在不需要，用不着自作主张，多花钱不说，也浪费医疗资源。"

病案摘要

初诊：2018 年 11 月 17 日。

病人结婚 3 年，未避孕而未孕，平日腰酸，少腹坠胀，心情低落，睡眠不佳。测基础体温双相，但幅值偏低。月经量少，色黯，有小血块，无痛经。近 3 个月月经延后，40 天一行，就诊当天行经。

胡琦递上厚厚一叠各家医院做的检查报告，我耐心看了，再察色按脉，询问病状。我说：“综合你的身体症状，包括各项检查，病情比较复杂。有输卵管梗阻、黄体功能不全、多囊卵巢综合征、子宫肌瘤。中医认为，这都是肾虚瘀阻引发的病症，治疗有一定难度，也有一个过程，不过你也不要灰心失望，认真对待，坚持吃药，身体会一点点好起来的，怀孕也是有希望的，我这里治愈过比你病情更复杂的病人。你今天月经来潮，这次先给你用理气活血调经的中药。另外，你上次测血生殖内分泌是2017年1月，距今差不多有两年了，有必要再测一下。月经的2～4天，即明后天，你来空腹抽血。”

二诊：2018年12月1日。

病人2018年11月19日查血生殖内分泌：促黄体生成素（LH）5.7 mIU/ml，促卵泡生成素（FSH）7.03 mIU/ml，睾酮（T）0.33 ng/ml，催乳素（PRL）24.47 ng/ml；脱氢异雄酮硫酸盐（DHEA－S）161.7 μg/dl，血糖5.1 mmol/L，胰岛素8.81 μIU/ml，促甲状腺激素（TSH）1.56 μIU/ml，性激结合球蛋白375 nmol/L，17－羟皮质醇（17α－OHP）0.5 ng/ml（既然怀疑病人为多囊卵巢综合征，尽管2017年1月19日所查血生殖内分泌结果基本正常，但多囊卵巢综合征这个病很复杂，所以增加检查相关的一些项目如脱氢异雄酮硫酸盐、胰岛素等，结果基本都正常，标志病情不严重）。基础体温双相，黄体差，周期长。这表示黄体功能不全。

按照月经后的体征，结合实验室检查，我以活血祛瘀、疏肝益肾、软坚散结的治疗原则，给她开了药，并医嘱每天中药的第二煎，多煎出150毫升，用于灌肠，同时口服疏通输卵管的穿山甲粉。医嘱继续测基础体温，忌食油腻膏粱厚味，适当运动，保持心情开朗。

现代城市建设的进展速度很快，旧宅的墙壁刚写上划着圆圈的“拆”字，转眼间就被推土机夷平，一地碎砖烂瓦随即被装车运走。似乎昨天还是街巷里井，今天就成了建筑工地。大批民工随着打桩的汽夯电泵迅速进驻，这边轰鸣声声夯实地基，那边塔吊就开始展开长臂，用钢筋水泥铸起高楼层层叠叠的框架。

胡琦和老公在临时的过渡住房里煎药，守着煤气灶，炉火温暖明亮，不消几分钟，药汁被蹿出的火苗催动，在瓦罐里上下翻滚。夫妻俩一个看手表，一个看火候，一到时间就把药锅端起，滗出药液，先搁在餐桌上，等摸上去碗壁不太烫手了，胡琦就趁热把药喝下。

老公起锅倒出残余药汁，侧身问妻子：“灌肠要不要我帮忙？”

“不用，你忙你的事去，我自己能解决。”胡琦露齿一笑，经过一段时间的中药治疗，她面色显得红润，精神状态也好多了。

“记得服穿山甲粉，我放在你床头柜上。”老公再叮嘱一声。

窗外一轮明月清辉直泻，月光透过街树的丛丛枝叶洒落地上。远处的工地路面斑驳，新建的楼房正在日长夜高，夫妻俩选择原拆原迁，不久的将来就可以回到原地，住上新房。他们希望回迁时不再是夫妻两人形影相随，而是娇儿绕膝的三人世界。在这明月清朗的平静夜晚，夫妻俩怀着甜蜜的憧憬，相拥着进入梦乡。

三诊：2018年12月15日。

病人基础体温已升6天，幅值偏低，无腰酸，两乳微胀，无心烦。方药基本如前述。

四诊：2019年2月3日。

病人基础体温高相 11 天，上升良好，月经将行，经行量少，无腹痛，无腰酸，经前乳胀，苔薄，脉细数。

治疗至 2019 年 3 月 7 日，病人基础体温高相 18 天，自觉胃脘不舒，有泛恶欲吐感觉。苔薄，脉细。

我说："这是好事，你马上去做一个尿检，看看是不是有喜了。"

果不出所料，实验室检查显示尿 HCG 阳性。胡琦怀孕了！

天空渐渐地泛出鱼肚白，披着绚烂的晨曦，黄浦江上三三两两的船舶穿越江上雾霭从远而近，又由近而远。江水茫茫与晴空一色，江面像撒着无数碎金。胡琦打开阳台长窗，一头长发在江风中一缕缕地散开，太阳已跃上江面，江水一片血红，城市苏醒了，鲜活了，奔流的车辆开始奏鸣。沐浴在晨光中的宝宝吮着大拇指，犹在梦中酣睡。

楼下喇叭响了一声，老公驾着新车等她下楼，夫妻俩约定今天去龙华医院向李教授表示感谢。上海的城市建设正以惊人的速度飞速发展，住进新居的胡琦回想不久前，自己还是一身疾病，栖身在碎砖乱瓦的棚户区里过着捉襟见肘的琐碎日子，转眼间就沐浴在一片金色的阳光中，情不自禁泛起一阵甜蜜。她取出早就准备好的一张一家三口在新居的合影，签上宝宝的名字，也留下夫妻俩的姓名。她要把这张来之不易的照片送给李教授作为纪念。她感恩城市建设让自己的生活变得更美好，也感恩"送子公公"治愈自己身上的疾病，让她终偿夙愿，拥有为人母的幸福。

经验之谈

本案病人病情复杂，情绪很差。输卵管通而欠畅、黄体功能不全、有子宫肌瘤及多囊卵巢综合征，看似不同的病种，纠结难治，实则有一定的联系。

多囊卵巢综合征与黄体功能不全在第三章中已有介绍，输卵管通而欠畅、子宫肌瘤均与中医所指的瘀阻有关。病人平素月经量少，基础体温幅值偏低，经前乳胀，辨证属中医脾肾不足，肝郁气滞，胞脉瘀阻。治疗以活血破瘀通络为大法，除药用路路通、穿山甲疏通输卵管外，还配清解通络、软坚散结、健脾益肾、疏肝理气药进行综合性治疗。排卵期则温肾养血，促黄体功能上升。病人雄激素水平高，也与多囊卵巢综合征有关。治疗该病，中医辨证多属肝旺，故从泻肝养阴着手，降雄激素。方证相应，故治疗取效获孕。

三十一、她曾经痛失宝贝

"明天开始我坐地铁上班，不想开车了。"结婚三周年纪念日的晚餐桌上，黄珊对老公方明明说。

方明明把目光从酥烤牛排的盘子上移开，看了一眼黄珊说："为什么？"

"锻炼身体，增加点运动。"黄珊抿了一口红酒说。

车从买来第一天起，就是黄珊专用的座驾。作为一个城市人，拥有一辆完全没有必要的越野车，每天龟速地在高架上移动，黄珊从最初的兴奋，用不了多久就加入了"路怒"一族，虽然没发疯，但也变得颓废悲摧。

三年前，方明明花钱给妻子买车，明知道她不可能开车去越野，可他还是一眼看中4S店里那辆几乎撑满整个展示大厅的白色车，对黄珊说："喜欢吗？你可以开着它穿越可可西里，登上帕米尔高原，深入三江源……汽车停下时，你打开车门下车，草帽、墨镜、波西米亚长裙、流苏大披肩，长发飘飘，一身仙气……"黄珊被他的话感动了，带着准新娘内心羞涩、表面豪爽的微笑点头，就买它吧。

想象很丰满，现实很骨感。黄珊开上越野车后没有变成仙女，倒成了一个怨妇。结婚之前，黄珊曾怀孕一次。那是2004年，她发现平时很准时的月经突然延后了，紧接着身体也慵懒不适，要好的"闺蜜"悄悄问她，是不是怀孕了？当时她的男朋友就是现在的老公方明明。小方说，如果真是有喜了，我们马上就领证结婚。不料去医院检查后发现血HCG值偏低，一直等到停经50天，B超检测宫腔里仍然看不到孕囊着床的位置和大小，最终被诊断为宫外孕，在医院做了保守治疗。之后，他俩结婚，正常同居生活，却再也没有怀上宝宝。

2006年，黄珊在妇科医生建议下，在专科医院做了子宫输卵管造影(HSG)，报告显示：右侧输卵管积水，左侧通而欠畅。专科医院的医生说，输卵管积水梗阻只有手术治疗，做腹腔镜。黄珊不接受手术，要求保守治疗，接诊的医生正好在龙华医院进修时跟李祥云教授抄过方，就介绍她到龙华医院，请李教授治疗。

就这样，黄珊来到龙华医院，除了按时服药，还遵医嘱每天口服穿山甲粉和保留灌肠。我给她用的是经验方"峻竣煎"，通过活血化瘀改变血液的"浓、黏、凝、聚"状态，扩张血管，改善微循环，提高机体免疫力，从而使局部的瘀血炎变现象减轻消失，起到疏通输卵管的作用。这样，能使精子、卵子在输卵管的壶腹部顺利结合、受精，从而怀上宝宝。

经过将近一年的中医治疗，黄珊于2007年怀孕，并于当年正常分娩。抱着心爱的宝宝，夫妻俩欣喜不已。

不料天有不测风云，黄珊还没有从当上妈妈的喜悦中缓过神来，宝宝出生后的第二年3月竟然因为胆道闭锁而不幸夭折。这对小夫妻俩来说，简直是晴天霹雳，爱情的结晶得而复失，两人都陷入深深的失望悲痛之中。虽然是春夏季节，但每天被堵在上班下班途中的黄珊肢体沉重、冷汩欲坠，从内心发出的空虚如冰凉的潮水一阵阵涌来，使她的四肢凉得发痛发麻。

开了两年的越野车需要保养，夫妻俩一起驱车去4S店。车厢里的空气有点闷，车经过一段高低不平的路，两人的心也在高低起落中晃悠。坐在副驾驶座上的黄珊百无聊赖地打开手机的"咪咕视频"，屏幕上出现东方卫视一男一女两个著名的节目主持人。

男:“生活没有固定的轨道,自然也没有永恒的春光。万物处处给人以启迪,冰天雪地也蕴育着精湛的诗行。”

女:“雪,覆盖了山,覆盖了地,淹没了河流,淹没了道路。它以严酷的寒冷冻结了生命,却以温柔的心湖孕育着希望。看,沃野上微微蠕动的新笋不正是白雪创作的诗行?”

男:“尽管现在还是严冬,但我们似乎看到了春光。”

女:“尽管现在还是黄昏,但我们似乎已经看到了东方冉冉升起的太阳。”

夫妻俩听着主持人声情并茂的叙述,互视一眼,似有一种茅塞顿开的心理感应。黄珊关闭手机,对老公说:“咱们还是去龙华医院找李教授,继续用中药治疗。”

方明明说:“我早这样想了,就是怕你嫌中药难喝,不好意思主动跟你说。”

病案摘要

复诊:2008 年 5 月 10 日。

黄珊,33 岁,结婚 3 年,继发不孕 1 年余。

2004 年 7 月,宫外孕保守治疗。2006 年 6 月 29 日子宫输卵管碘油造影(HSG)示:右输卵管积水,左输卵管通而欠畅。之后在龙华医院治疗约 1 年,于 2007 年元月怀孕。分娩后于 2008 年 3 月,婴儿因胆道闭锁而死亡。

黄珊对我说:“失去宝宝,对我的精神打击太大了,而我以为输卵管已通,自己可以怀孕,所以没有继续来看病。可是试孕半年多,仍未怀孕,我在两个月前再去做了子宫输卵管造影,显示左侧输卵管粘连、阻塞不通,右输卵管不通伴积水。我心情就更加郁闷了,请您帮帮我!”黄珊话未说完,便泫然欲泣。

我一边安慰,一边给她做了妇科检查,对她说:“目前看来,你这段时间怀不上孩子,主要还是输卵管梗阻的问题。输卵管是一根细长弯曲的管道,正常情况下,输卵管是受女性激素的影响而有周期性变化,起到协助拾卵、受精、运送受精卵的作用。而输卵管粘连阻塞,还伴有积水,就会影响正常的受精生殖功能。中医认为,手术戕伐、月经或产后将息不慎、房事不洁、损伤肾气、瘀阻胞脉,都会导致输卵管病变而致不孕。我这次给你用清解逐水、破瘀通络的中药,同时第二煎药多煎出 150 毫升保留灌肠,再服穿山甲粉。只要耐心坚持治疗,还是有机会能怀上宝宝的。”

黄珊说:“除了服中药,我还需要注意点什么?”

“不要背思想包袱,要放松精神,坚持吃药,听其自然。”我回答道。

进入地铁车厢的乘客大多看手机消磨时间,黄珊也不例外,这些从屏幕上方传递的信息大多没有什么价值,有的是对周末加班的抱怨,有的是对某位明星是否整过容的猜测,也有的是对 LV 包日渐庸俗以后该选什么品牌的忧虑,估计发微信的与看微信的都无所事事。黄珊正想合上手机闭目养神,有一对貌似“闺蜜”的少妇站到她的面前,两人各自拉着一根吊环聊天,小声嬉笑。

为了防止坐过站,黄珊通常在闭目的同时会竖起耳朵倾听周围的动静和站名通报,这时她听到那对“闺蜜”说到了李祥云。

她们也是在拿输卵管梗阻说事,跟黄珊一样在李教授这里吃中药,同时口服穿山甲粉和保留灌肠。“两侧输卵管都通而不畅，连续治疗了三个月，可是没有动静，我心里有点着急，就去一家著名的妇科医院，请西医专家会诊。”一个看上去稍年轻的少妇说。

“西医怎么说？”

“我挂的也是专家号，西医专家不屑地说：输卵管梗阻吃中药有什么用？”

说者无意，听者有心，黄珊不由得心里“咯噔”一下，仔细听她们说下去。

“我也听说中药只能调理慢性病，像输卵管梗阻这类器质性的疾病，中药是没用的。”年长的女人说。

“我也听我邻居说过她的亲戚，专家对她亲戚说，输卵管梗阻只有手术治疗。但做腹腔镜手术时，万万没想到原来输卵管通而不畅，经过三个月中药治疗已经完全通了，这说明李祥云的中药是有效果的。”

“万幸万幸，怀孕几个月了？”

“刚刚60天。”年轻少妇说。

黄珊听到“怀孕”，虽然对方的腹部平平，看不出怀孕的模样，她还是条件反射一样站起来主动让座。

年轻少妇不好意思地摇手说：“不是我，我说的是我的妹妹。”

列车到站，车门打开，黄珊一看外面站台，急急忙忙朝外走：“我坐过站了。”

二诊：2008年5月24日。

病人经水将行，经行量中，刻下乳胀，有时痛经，心烦不舒，轻微腰酸，苔薄，脉细小弦。

地铁上无意听到的信息，让黄珊信心备增，她问我：“是不是每次门诊都要换药？”

我说：“这次你月经快来了，我给你先用疏肝解郁、活血调经的中药，等月经结束后，再按平时的基本方，结合你的生理状态随证加减、适当调整。记得月经期不用灌肠，也不服穿山甲粉，平时要照常按医嘱治疗。”

黄珊每天一清早服一煎药，第二煎煎好放在保暖杯里，带到单位按时服用。晚上灌肠也能掌握基本要领，不用老公帮忙，自己就干净利索地把准备好的150毫升药汁灌入。老公问她：“会不会临时排便，把药拉出？”

她说：“不会，只要掌握肛管深度，进入约50毫米，灌入的药汁进入肠腔，就不会有排便感。一觉睡到天亮，就能达到治疗的目的。”

就这样，黄珊带着中药乘地铁上班下班来回奔波，8个月后，于2009年2月月经延后，基础体温上升18天，她怀孕了。

我叮嘱黄珊千万不能大意，一定要每周来龙华医院保胎，没有预约号的话可以早点来。为妊娠保胎，护理台一般会照顾她加号的。

2009年底，黄珊剖宫产一男孩，母婴健康。2010年，夫妻俩特地来龙华医院特诊楼报喜，为示感谢，还送来一面大红锦旗，上书：“赠李祥云教授，送子爷爷，造福人间，病员家属方明明，2010年元月。”

经验之谈

本案病人病起于宫外孕后，输卵管粘连不通伴积水。输卵管梗阻，尤其是输卵管积水，多与炎症感染有关，经行、产后将息不慎，感受寒邪，寒邪入侵，寒凝血瘀在胞脉（输卵管），致输卵管梗阻；或素体虚弱，气血不足，血流缓慢，易使瘀血阻滞于输卵管内；或房事不节、不洁，损伤肾气，肾虚精少，血流不畅而致瘀阻；或人工流产，或妇产科的某些手术创伤，如盆腔脓肿、子宫内膜异位囊肿手术等致冲任脉受损，血不归经，瘀阻胞脉、脉络，伤及冲任而致输卵管梗阻。证属瘀血阻滞，当治以清解祛瘀、破瘀通络。

病人一次宫外孕，一次婴儿早夭，加上输卵管不通伴积水，病情相对复杂，心情郁闷，肝气不舒，故为其清解祛瘀、逐水通络的同时，还应注意疏肝理气。医嘱病人放下包袱，保持心情开朗，才能药到病除。中药保留灌肠，药物在肠道内通过吸收也起到活血化瘀的作用。我们课题研究发现，灌肠后局部吞噬细胞增多，对改善输卵管粘连、疏通输卵管有积极作用。

三十二、怀上了，却夜夜梦交

她与49路公交车有不解之缘。

上海公交49路，从汉口路到上海体育馆，穿越上海核心区域，沿路外滩、福州路文化街、人民广场、静安别墅、上海报业大楼、上海展览中心，拐入常熟路后进入医院密集区，包括中山医院、儿科医院、肿瘤医院、龙华医院。乘客从49路车厢望向窗外，每一站都能看到不同的风景。

三十年前，她妈妈每周乘49路公交车到龙华医院找李祥云医生看不孕症。当时上海的公交特别拥挤，49路在高峰时间，车内一平方米要站12个人。道路堵塞，车厢拥挤，上车下车都是一场搏斗。当年的李医生不限号，每半天门诊要看70多位病人，上午的号从8点看到下午2点。乘车和候诊都有一种令人窒息的紧张感，妈妈就凭着这一股锲而不舍的拼劲，硬是在李医生这里看好了不孕症，生下她，取名珍珍。

20世纪90年代，49路公交引进进口的沃尔沃大型铰链式公交车，2000年又与瑞典合资成立申沃客车有限公司，运行油电混合车辆，轻便环保，舒适干净。由于上海市区内环高架通车，轨交开始建设，车流变得畅通，车厢环境宽敞，市民一哄而上、蜂拥挤车的场面已成为昨日风景。长大成人，而且已为人妻的珍珍29岁了，也因婚后不孕，跟她妈妈一样，坐上49路车去找李医生治病。

多年前就名声在外的李祥云医生，现在已经是上海中医药大学教授、博士生导师，全国名老中医传承工作室指导老师，上海市李祥云名老中医学术经验研究工作室指导老师，上海市名中医。虽然李教授不再半天门诊从上午8点看到下午2点，但特需门诊还是一号难求。门诊预约与网上抢号相结合，每两星期到龙华医院一次，经过大半年的治疗，珍珍如期怀上宝宝。可是，怀孕期间她竟然得了一种羞于启齿的病，甚至都不好意思跟老公说，无奈之下，只好再来求助于李教授。

病案摘要

初诊：2018年3月27日。

病人结婚2年，2017年3月孕50余天，自然流产，清宫一次，经中医治疗半年后，2018年3月12日测HCG(+)。现孕50天，伴有恶心呕吐，近1周来每天夜晚出现梦中性交，犹如正常性生活。晨起醒来神疲乏力，腰酸头晕，小腹隐痛下坠，阴道有少量咖啡色分泌物。舌尖红、苔薄腻，脉细数。

“我怎么得了这种病，都不好意思跟人说，”珍珍坐在我面前，低着头，红着脸，悄悄地低语，“您是长辈，又专看妇科疑难病症，我只好硬着头皮来求您诊治。”

“睡梦中与异性发生性行为，称为梦交，又称性梦，是一种无意识或是潜意识的性心理活动，”我说，“中医认为，这是因本人肝肾阴虚，孕后情志不畅，再由呕吐伤阴，相火亢盛，心肾不交，痰湿内蕴所致。”

“这病中药能治疗吗?”

“可以的，因为你正值孕期发生梦交，我给你用滋阴清热、健脾养血，同时清热化痰、固肾安胎的方药，”我说，“你自己要注意放松心情，缓解紧张焦虑情绪，饮食清淡，忌辛辣刺激食物。”

医嘱：测基础体温，忌感冒、腹泻，忌夫妻性生活。

珍珍记住李教授的叮嘱，放松心情，不再老想着过去不顺利的孕育经历。

49路公交穿越上海市中心，她不看病时也拉着老公，坐上49路欣赏沿途的文化风景。福州路是文化一条街，他们随着带孩子逛书城的父母们下站，既选购优生优育的科普读物，也买点心仪的文史哲书籍，修身养性；傍晚车停人民广场，夫妻俩走在身穿正装、举止优雅的行人中，去大剧院听一场音乐会；经过常熟路、淮海路，珍珍喜欢看提着大包小包的时髦女孩上车，听她们兴奋地交流衣服的最新款式和砍价的心理得失；或者就在衡山路复兴路下车，在老上海风貌保护区散步。走累了，他们就坐进“时光倒流”咖啡馆，怀孕的她不喝咖啡(有时最多喝一小口)，就为享受烛光下夫妻间那份脉脉相对的温情。

二诊：2018年4月11日。

病人已孕67天，服药2周后，梦交次数明显减少，但夜晚睡眠仍不安，恶心呕吐，头晕腰酸，阴道出血已止。B超检查示：子宫内见孕囊32 mm×26 mm×23 mm，有胚芽和心管搏动，舌微红、苔薄，脉滑。

我说：“情况有所好转，阴道出血已止，是好现象。恶心呕吐、头晕腰酸是早孕的正常反应，我再给你用益气清热、养血安神、和胃降逆的中药，一方面补肾安胎，一方面继续减轻你目前的症状。”

珍珍的母亲也陪同女儿，向我表示感谢。我说：“我这里给两代人看病的例子很多，将来生了宝宝，记得一家三代拍张全家福送给我。”

三诊：2018年4月25日。

病人孕81天，无恶心呕吐，腰酸乏力明显好转，夜寐安，不再出现梦中性交，以上方巩固二周。

经验之谈

《金匮要略·血痹虚劳病脉证并治》记载:“女子梦交,沈氏所谓劳伤心气,火浮不敛,则为心肾不交,阳泛于上,精孤于下,火不摄水,不交自泄,故病失精,或精虚心相内浮,扰精而出,则成梦交者是也。”症见睡则梦中交合,头痛眩晕,精神恍惚,甚则喜怒无常,妄言妄见等。多因摄养失宜,气血衰微;或为七情所伤,心血亏损,神明失养所致。病人有流产史,恐性交损伤胎儿,精神紧张,更为压抑正常的性冲动,加上本身体质肝肾阴虚,孕后阴血不足,情志不畅,呕吐更伤阴,以致相火亢盛、心肾不交、痰湿内蕴、欲火不潜,上扰心府而出现梦交。盖肝肾不足、真水不足、相火妄动,补肾养阴、清泻相火、益气补血、清热降火、和胃降逆,以泻相火而护心神,使水复于上,心神下交,欲火得潜,淫荡之意自安。

现代医学认为,梦是被压抑愿望的变形满足,各种本能欲望、情感和意念被压抑于潜意识中,睡眠中意识松弛,潜意识的本能欲望就会活跃起来,千方百计地进入梦中,求得发泄,故不难诊断。女子梦交,西医无特效药和治疗方法,孕期也不宜服用镇静剂,严重时需就诊心理门诊。用中药健脾养血、清热化痰泻相火,同时固肾安胎,能使病人心神宁、睡眠安、胎儿固。

三十三、鹿茸、豹骨、海马、狗肾,越吃越紧张

尚育今年三十岁,新上海人。原籍辽宁营口,学过厨艺,辗转多地后来上海发展,妻子是安徽女,夫妻俩在四川北路开了一家小饭馆,经营东北菜。做餐饮很辛苦,每天起早摸黑。尚育亲自下厨掌勺,妻子在店堂送往迎来,可门面生意不温不火,夫妻俩心里挺着急。

更让尚育着急心烦的是,夫妻俩结婚已经 3 年,可是一直没有生育。他们一直口角不断,为生意要吵,为生育要吵。一次一个老乡来吃饭,菜烧到一半,夫妻俩一语不合,居然在厨房里争吵起来,甚至摔摔打打,扬言要砸锅离婚。

老乡过来劝架,可是夫妻俩谁都不善罢甘休,老乡说了一句:“你们没有孩子,去检查过没有?谁的毛病呀?”原来还举着菜勺怒气冲冲、吆五喝六的尚育一下子就蔫了下来,不再发声。他有难言之隐。

老乡给夫妻俩出主意。一是换一种经营方式,既然在虹口区的东北菜销路不好,可以换成其他菜系,周围川湘的饭馆已经挺多,要不干脆做本帮菜,有上海地域特色;二是去检查治病,在顾客熟人圈子里打听,哪家医院能治疗不育症。老乡走时留下一句话:“我有一个远房亲戚,是龙华医院李祥云治好不孕症的。”尚育马上上网查李祥云教授的相关信息,原来李教授可以夫妇同治,也解决男人的不育问题。

病案摘要

初诊：2018年1月8日。

病人婚后3年未育，房事不射精，有时需用手淫帮助方能射精，此为射精障碍症。婚前有频繁手淫史，当时射精正常。现房事后疲劳，性欲淡漠，每于晚间咽干舌燥，有时腰酸，无腮腺炎史。2017年3月29日的精液分析示：精液量7.8 ml，pH 7.5，液化时间30分钟，精子数2 350万/ml，活率70%，a级22%，b级6.9%，c级38%，d级29%。提示精液质量偏差，苔薄舌红，脉细数。

“我是不是肾亏了?”尚育带着几分羞赧问我。

“你是婚前过度手淫，伤及肾元，肾虚阴亏，气血不足，加之工作紧张、精神疲劳，精关不开致不射精。”我回答。

“吃中药会有效吗?”

“可以的，我给你用补肾养血、活血通络开精窍的中药，同时口服穿山甲粉，每日5克，”我说，“你要认真吃药，治疗一段时间，会有效果的。”

医嘱：忌食辛辣刺激之物，思想放松，勿精神紧张。

尚育服药治疗不射精症的同时，把店面改成面向大众的上海本帮菜馆，供应大荤与小荤的套餐，大荤是用纯鸡鸭鱼肉或海鲜做的，如红烧肉、红烧大排、爆鱼、鸭胗、白斩鸡；小荤指肉配菜，有肉丝茭白、青椒肉片。另外还有本帮特色的海苔花生、草头圈子、狮子头、百叶包、虎皮蛋、黄豆猪脚汤……荤素搭配，清清爽爽，而且价廉物美。菜馆的名声传出，近悦远来，生意顿时火爆。

二诊：2018年1月9日。

病人诊后咽干明显好转，停药1周咽干又作，已无腰酸及其他不适，苔薄，脉细。

“服中药后，精神状态有好转，工作忙碌也不觉得累，”尚育对我说，“但射精仍然困难，仍需手淫帮助。”

“中医治疗有一个过程，不能急于求成，服中药要有耐心，我继续给你用补肾益精、养血通络的方药，同时口服穿山甲粉以开精窍，会取得效果的。”我说。

医嘱：保持心情乐观开朗，放松心态。女方测基础体温。

本帮菜馆生意兴隆，东北老乡再来吃饭，见灶上炖着药锅，尚育一边看着药锅的火候，一边在做虎皮蛋。把煮熟的鸡蛋放在热油锅里炸，然后加上自制调料烧煮，鸡蛋的表皮起了一层褐色的皱斑，出锅香气四溢。

“上海人不管是煎药治病，还是烹饪做菜，都一丝不苟，做得精致，才能把事情做好，”尚育对老乡说，“这是上海人的一种生活方式，也是我来上海这些年最大的收获。”

“你早点怎么没想着？没孩子也不去治疗?”老乡要了二两白酒、一份海苔花生，坐到座位上慢慢酌饮。

“你以为我不急呀？这些年我到处求医，公家医院、私人诊所都去过，鹿茸、豹骨、海马、狗肾都吃过，没想到越吃越紧张，越吃越有问题。幸亏你给我介绍李教授，也幸亏你的点拨，让饭店生意好起来，”尚育端来刚出锅的虎皮蛋，“刚学的手艺，老朋友尝尝。”

“虎皮蛋？我更想吃喜蛋！”

“一言为定，等我老婆有了喜，第一个请你喝酒吃蛋。”

三诊：2018 年 3 月 30 日。

病人射精已有好转，不需要手淫帮助，口干减轻，偶有腰酸，无遗精，性欲淡漠，苔薄微黄，脉细。尚育非常高兴，问我：“我现在能不能准备生育了？”

我说：“三个月后，你再去做一次精液常规检查。现在继续用滋阴补肾、活血通窍的药巩固疗效。”

四诊：2018 年 8 月 24 日。

经过前后 3 个月治疗，目前病人的性生活已正常，能正常射精，并且精神转佳，无腹泻，无特殊不适，日常起居、饮食、睡眠均正常，苔薄，脉细。

我说：“治疗基本上已达到目的，我再给你用健脾养血、补肾增精的药，提升精液质量，争取帮助你太太早日怀上宝宝。”

治疗至 2018 年 11 月 15 日，检查精液分析：精液量 6 ml，PH 7.2，精子活率 69.4%，精子数 5 100 万/ml，a 级 36.7%，b 级 86.6%，c 级 12.1%。提示精子质量已完全正常。

2019 年 2 月，尚育来电告知我：“我太太尿检 HCG 阳性，诊断怀孕了！”

经验之谈

本案病人婚后 3 年房事不射精，思想苦闷，精神紧张，房事时需用手淫帮助才能完成射精，夫妻关系紧张。为解决病人的痛苦，首先进行思想安慰，消除顾虑，使其对不射精有正确的认识。正常的男性射精有一个过程，当阴茎由于摩擦刺激引起的冲动积累到一定的程度后，由阴部神经将冲动传到大脑皮质，传出神经通过胸腰交感柱而传出至胸 12 至腰 3 交感神经节。由脊髓的射精中枢传出的冲动，经腹下神经丛的交感神经到达附睾、输精管、前列腺、精囊、膀胱内括约肌等，再由阴部神经传到阴茎而射精。

病人婚前曾有频繁的手淫史，能正常射精，但婚后由于性生活刺激敏感度不够，不能引起强烈的性兴奋，达不到性高潮而不射精，又因性欲低下致大脑皮质抑制射精中枢，故也不射精。治疗用补肾养血法，增进性欲，提高性欲的敏感度，加用活血通络开精窍药，畅通下焦，使精窍易开，射精中枢充分发挥作用，而达到射精的目的。

不射精症尽管为临床常见之症，但 90% 为功能性，尤多见于婚前有过度手淫史、婚后性生活敏感度不够者，而真正的输精管阻塞、逆行射精等器质性者较少见。看诊时应仔细询问病史，有时病人妻子陪同前来就诊，碍于情面羞涩，病人不愿暴露隐私、详述病情。此时应让妻子避开，单独与病人聊天，追问病史，可了解病情，再向病人解释性生理，使之对本病有正确的认识。思想放松，勿精神紧张，对治疗有意义。

用药治疗宜补肾养血益精，以助性功能，能增强射精中枢的敏感度。此外，穿山甲、路路通、桔梗善开精窍，对不射精症者为常用之药，每每有效。

进阶阅读（关于心事）

1. 求子宜顺，且莫心急

清朝王孟英续《沈氏女科辑要·求子》："子不可以强求也，求子之心愈切，而得之愈难。天地无心而成化，乃不期然而然之事，非可以智力为者。"

封建时代，讲究"不孝有三，无后为大"，旧时妇女迷信，求嗣心切，会选择烧香拜佛、许愿祈祷，求神护佑早生贵子。清佚名《宜麟策·坤道》指出："妇人之心，求子最切，祷祀求神，神弗福也。曷若近而求之门内耶？公姑孝之，夫主敬之，妯娌和之，奴婢恤之，遮事宽之，如是则戾气消，和气溢，作善降祥，瓜瓞之庆，神必福之矣。"从现代医学研究来看，精神压力过大，影响生殖内分泌而致不孕（育），打消顾虑、放宽心情、顺应自然、家庭和谐，才能瓜熟蒂落。

随着社会文明建设与科技进步，当代职业女性的文化程度提高，朝圣进香、求神拜佛的迷信活动不能说没有，但已大大减少。然而，现在却从一个极端走向另一个极端，在婚后无孕的家庭社会压力下，病人常常病急乱求医、乱求药。去这家医院开了一大堆药回来，没服到一个完整疗程，听人家介绍又去另一家医院就诊；刚用上西药，听说中医能治不孕，再到中医医院挂号。看电视广告、查网上信息、受医托撺掇，到处打听哪位专家有名，就千方百计挂他的号。网上预约、托人介绍、起早排队、求助黄牛，甚至临时闯进门诊室，对着专家一把眼泪一把鼻涕地诉说苦衷；更有轻信谣传，或是受街头小广告蛊惑，找地下"老军医"开秘方……其结果不仅人财两空，而且滥用医疗资源，所用药物抵牾冲突，不仅孕育遥遥无期，过度治疗加上心灵创伤也会对身体造成更大的戕伐损伤。

2. 心宽肝疏，才易得子

中医前辈注意到为人宽容大度、善良和气，有益于身心健康、婚后生育；平素刻薄私利、斤斤计较则适得其反。

《魏书·崔光传》提倡"宽于慈善，不忤于物"；《宜麟策·坤道》记载"能干之妇，其营家也勤而俭，其持己也谨而严。自私自利之心多，恕人宽人之地少，无大失德，而家业暗替，子息杳然，何哉？盖妇人之德，不期于宽浓，即流于刻薄，事事义胜于恩，剥削元气，已非坤浓生物之体。"即家庭和睦十分重要，凡失德不和、狭隘计较、刻薄自私、悖谬乖张者，即近现代所谓的"作女"，婆媳关系紧张，与邻里斤斤计较，亦皆不易孕。

中医还认为，肝气郁结干扰月经周期，性执气恼致经行不正，情怀不畅可致无嗣。

五脏中肝与生育密切相关。清朝陈士铎指出"女子不能生子有十病"，其中之一就是"肝气郁则心境不舒，何能为欢于床笫？"临床所见，凡肝气郁结、气滞血瘀、冲任失调、带脉壅塞，虽现代检测各项指标均属正常，亦有迟迟不孕的病人。

3. 莫耗光阴，悔之晚矣

再讲几个案例。

某公司的美女经理工作很忙，世界各地飞来飞去，在39岁时月经就紊乱了。当时她的血 FSH(促卵泡成熟激素)已经高了,月经不来,用些黄体酮就又行经了。她不把医生的劝告当回事。后来 43 岁了,再用西药也催不下月经,一查内分泌,告之“卵巢衰退”。此时想怀孕,只能求助试管婴儿技术,结果取不出卵来。她说,悔不当初啊,钱赚了有何用?如果 39 岁时就重视起来,也不会出现今天的结果。

还有一个白领,结婚 2 个月就怀孕了,想想怀孕很容易,就私自人流了。丈夫知道后,二人闹矛盾,后来也原谅了她。她说隔两年再怀孕,现趁年轻到处玩玩,潇洒一番。可这么一潇洒就三年过去了,再想怀时已怀不上了,经检查诊断为双侧输卵管通而不畅,到处求医治疗,几次做试管婴儿都未成功,现在女方悔、男方怒,婚姻濒临崩溃。

奉劝青春男女,该婚配时婚配,该孕育时孕育,珍惜光阴,珍爱生命。世上没有后悔药啊!

4. 心志平和,水到渠成

现代心身医学提出心因性不孕症的概念。这里要提出的是医患配合,树立信心。抑郁或紧张情绪使机体内分泌失调或自主神经功能紊乱,影响性激素分泌,造成排卵障碍,还可继发引起输卵管痉挛或宫颈黏液分泌异常。不孕病人的个性特征可见悲观抑郁、心境压抑、紧张焦虑、盼子心切、不善交流、自卑多疑。长期的抑郁焦虑或紧张会增加体内儿茶酚胺浓度和内源性鸦片碱浓度(β-内啡肽),使肾上腺素、去甲肾上腺素、催乳素释放量增多,进而抑制促性腺激素(GnRH)的分泌,干扰雌激素、孕激素的合成,导致卵巢功能低下而造成不孕。如果心情愉悦,能分泌更多的多巴胺,会使心情放松,产生快感,因而多巴胺又被称为“愉悦素”。

心理治疗、认知疗法或是抗抑郁治疗可影响不孕的预后。不孕症病人休假旅游或领养孩子后,有时反而容易自然怀孕。这与本人消除了负面情绪有关。不孕症病人心理有因郁致病和因病致郁两种情况,可交织出现,医生可通过安慰及威望暗示,帮助病人减轻不良情绪,放松精神,使能受孕。

5. 疾病缠身,勇对现实

有些疾病的确难治,目前尚无根治的方法,如子宫腺肌病,有人称之为“不是癌症的癌症”。有一个病人患子宫腺肌病,双卵巢囊肿 10 余年,痛经剧,婚后 2 年不孕。因疾病缠身,痛经难忍,备受煎熬,无奈行手术,病理诊断为子宫腺肌病、双侧巧克力囊肿。术后曾用抑那通(注射用醋酸亮丙瑞林)治疗 3 个周期,出现了闭经、烘热汗出、烦躁失眠等围绝经综合征的症状。待这些症状消失了,月经复潮,术后半年又开始腹痛,且腹痛较之前还严重,平时也有腹痛、性交痛等症。她又去医院检查,囊块又复发了,医生建议再用促性腺激素治疗。病人说,这种痛苦是人所不能承受的,有时都有轻生的念头。后来她来寻求中医治疗,我给她分析病情,树立信心,给予中西医综合治疗,中药用内异消方加减、灌肠,并施行耳针,西药用吲哚美辛等,疼痛缓解后怀孕生子。

很多疑难杂症目前无灵丹妙药,临床治疗都在苦苦探索研究中。一旦遭遇不幸,只能坦然面对,接受正规治疗,并树立信心。怨天尤人、以泪洗面,不仅于事无补,而且会使治疗更加困难。

6. 坚信成功,不言放弃

我有多位病人历经挫折,但始终信心满满,永不放弃治疗。

有一个病人,初始月经不调,黄体不健,后检查诊断为多囊卵巢综合征。一家治疗不成功,又换一家,找的全是上海有名的中西医专家，由于用 Gn - RH 过量，结果引起了OHSS(卵泡过度刺激综合征)，胸水腹水，医生下达病危通知。抢救回来后，病人仍不言放弃，前后共治疗 5 年，终于怀孕了，医护人员都深受感动。结果她孕后又全身皮疹发作，用药相当困难。历经磨难，最后生了一个女儿，皆大欢喜。

诸如此类病人，还有很多。有的病人国内外求医取卵，找人供卵，甚至找人代孕(这是不允许的)，几百万元都用掉了，目前已四十多岁，还不言放弃。对这样的病人，我们也必将全力以赴，想尽办法帮她找到合适的治疗方法，一起盼望着成功的那一天！

第七章　那些拍案惊奇

前面几个章节所介绍的不孕与不育的病因病机、常见病与治疗方药等，基本是按解剖部位所阐述的，很多是大家熟知的。由于科学的进步，治疗方法的扩展应用，相应地发现了很多新的病种。这些疾病中医文献中无记载，现代医学也只是零散报道，甚至闻所未闻。

既然是新病种，成熟的治疗方案自然也就无从说起，很多病人被告之“无药可治”。此时，运用中药治疗而获得理想效果，不能不说是“拍案惊奇”。

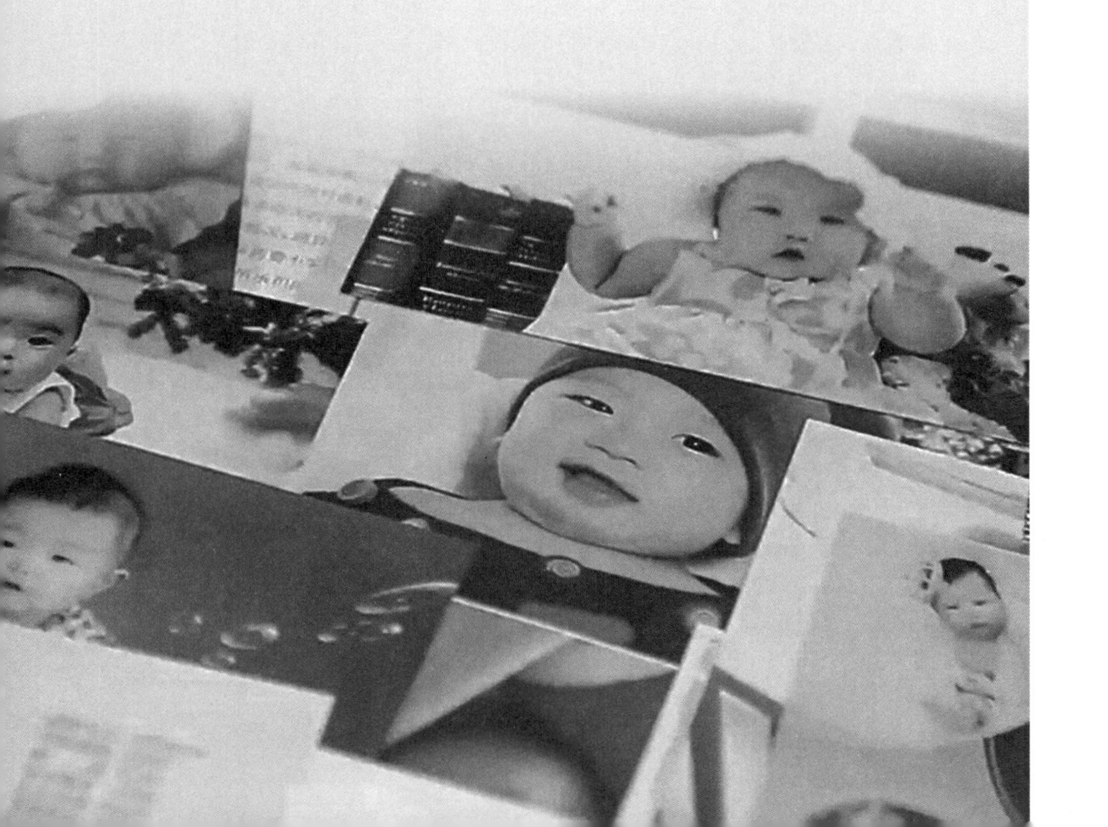

三十四、“83岁”夫妻终得麒麟子

列车行驶在纵贯中国南北的“大动脉”上，窗外一片昏黑，偶尔闪过站台上明亮的站牌名，城市在夜色中静悄悄地被甩向身后。到达目的地已经是半夜，夫妻俩踏上空旷无人的站台，一个穿着铁路员工制服的人过来收走他们手里的车票。出站天空一片漆黑，这是一个地市级的小城市，老街阒无人踪，商店关门上板，只有风阵阵吹过空荡荡的马路。隔很远才有一根木电杆，吊着盏昏黄的路灯。

他们是慕名远道而来。说是这座城里有一位名不见经传但很有本事的神奇大师，7岁离家，去峨眉山跟道士拜师学艺。气功、武术、中医，样样精通，看不孕症有效率达到90%以上，曾给东南亚某国家王室成员看过病，国内国外都有名气。耳听为虚，眼见为实，这对夫妻从网上搜到这一信息，决定亲自造访，试试大师的灵丹妙药。

他们结婚10年，男的叫杨树人，已经45岁；女的叫谢臻臻，38岁，两人加起来已经83岁。婚后正常生活，先后怀孕3次，居然3次都流产了。在郑州当地医院检查，发现女方宫颈口松弛。2014年第四次怀孕后，在孕4个半月时做了宫颈口缝扎，每天绝对卧床，大小便都在室内。可是到第7个月，臻臻的腿脚开始浮肿。开始还没在意，后来浮肿明显了，去医院住院观察20多天，最终还是没能保住胎儿，胎心消失后做了引产术。

这之后，臻臻就一直怀不上孩子。正规医院、草根郎中，他们到处求医，还自己购买医学书刊阅读研究。近四五年来，他们跑遍广州、长沙、郑州各大城市，钱花了不少，中药、西药几乎吃遍，最终被确诊染色体异常，医生说无药可医。

熹光初露，青砖黛瓦的老屋渐次朦胧。新建的私人诊所是一幢五层别墅，有两层专门摆放着鹤发童颜的大师和名流官员、当红大腕明星的照片。导医小姐介绍了大师的神功绝技和显赫声望，在候诊室足足等了两个多小时，大师才迟迟现身。看病用的是“病家不用开口，便知病情根源”的祖传秘笈，凿凿有据地告诉杨树人，他的命中该有三男一女，只因时辰未到，时辰一到，必定财丁两旺。

“国家开放二胎，生四个孩子都能报上户口吗?”谢臻臻一脸虔诚，对大师口服心服。

大师初诊，开了一个半月的药。交付药方时，特地关照：“这药可以在我这里配，也可以回家去配。”

已经读了几年半科普半专业医书的杨树人拿过药方，不说大师处方上的书法龙飞凤舞、让人无法辨认，能读出的几个药味，也是医书上闻所未闻的。他心知肚明地付了诊金、药费，背着跟传说中圣诞老人肩上一样大袋的“中草药”，携妻回家。

“这种江湖骗子你也相信?”杨树人的朋友揶揄他。

“我也不信呀，可是臻臻很起劲，网上说得神乎其神……背后几个小姐妹又跟着起哄。”

“她小姐妹起哄，你脑子也进水了？”

“我要说不去，她以为我舍不得花钱，上班给我打电话，回家唠叨，没完没了。”

吃了大师的药，臻臻不仅没有怀孕，反而变得精神委靡不振，月经周期紊乱，脾气乖僻偏执，甚至茶饭不思，工作频频出错。公婆更是抱孙心切，经常在耳边唠叨。夫妻俩进出小区，看到别人家可爱的孩子，恨不能抢过来自己抱回家。随着媒体对伪气功、“特异功能”、非法行医的谴责揭露，各类“大师”声名狼藉。悔恨交加的臻臻，回忆这些年来接二连三的打击，有时竟觉得生不如死。

虽然春天姗姗来迟。三月的晨风吹过，街头光秃秃的树枝隐隐约约泛出了一层绿意，石桥旁的垂柳缀满嫩绿的芽苞，粉红色的梅花噙芬吐蕊，一股喷薄欲出的春意扑面而来。

杨树人下班带回一本《婚育与健康》杂志，兴冲冲翻给臻臻看署名李祥云的科普文章《反复流产，中医药保胎有奇效》。

“我网上查过了，李祥云是上海市名中医，”杨树人兴奋地向妻子介绍，“他出过的著作有《不孕与不育的中西医治疗》《女性性器官出血》等，主编《奇难怪病治愈集》《李祥云治疗妇科病精华》等，以治不孕不育症为专长，病人都称他‘送子公公’。”

“上海龙华医院？还要到上海看他的门诊呀？”这几年来长途跋涉、旅途劳顿，实在是让臻臻累怕了。

“现在有高铁怕什么？全国各地找李教授看病的多了去了，还有从港台、东南亚、日本，甚至太平洋彼岸漂洋过海求医的。”

病案摘要

初诊：2017 年 3 月 20 日。

病人有习惯性流产史。2016 年 7 月测染色体：45XX，t(13，14)(第 13 和 14 条染色体异常)。被告知染色体异常，目前无药可治，如再怀孕，仍有流产可能，建议避孕。夫妻双方仍希望有嗣，要求中医治疗。

“染色体异常引发的习惯性流产，治疗有难度，不过也不是绝对没有希望，我这里有治愈怀孕并顺利产出的先例。”我说话虽然婉委、留有余地，但已经给久医不治的这对大龄夫妻带来了希望。臻臻紧蹙的眉眼难得一次松开，眼里也有了光彩。

“谢谢李大夫，”臻臻取出那本给他们带来希望的《婚育与健康》杂志，“我们在外地看到您写的文章，激动得一夜都没有合眼，一连看了好几遍，第二天一清早就打电话到龙华医院，问您的门诊时间。无论花多长时间，我一定配合治疗，坚持吃药。”她的声音很软，目光中含有一丝感激的氤氲。

“根据你目前的身体状况，我认为你是属于肾气虚弱、冲任不固，我给你用温阳补肾、健脾益气的方药。你要配合做好几件事。一是测量基础体温，观察黄体水平与排卵状态；二是保持乐观，放宽精神，不要有心理压力；三是治疗期间适当进行体育锻炼，增强体质，促进新陈代谢，争取自然怀孕。”

“我记住了，一定认真按医嘱去做。”

我让臻臻再做一次 B 超、血内分泌等相关检查，一诊开 14 帖中药。

“义薄云天”四个魏体楷书从五米高的牌坊匾额上威严地俯视众生。

杨树人和臻臻虔诚地随着香客游人，在导游的引导下走进寺庙的大门，重檐阙楼、门殿廊柱、庑廊瑞兽在光滑似镜的石砖地上投入倾斜的影子，迎面是一堵高二丈四的砖墙。

“这所寺庙的历史非常悠久，”杨树人夫妇边走边听导游介绍古刹的历史，“用来供奉菩萨、关帝。原属于佛教，清康熙年间，住持僧人将庙产卖给毗邻的道院。香火一直旺盛，虽然归道教掌管，却主祀观音菩萨。每年农历二月十九观音诞生日、六月十九观音成道日，各地赶来烧香的善男信女络绎不绝。传说这里的菩萨特别灵验，前来求拜的信徒献上丰厚的祭品虔诚致敬，定能得到格外的保佑，当年还有抬着猪头、全羊来上供的。”导游说得口若悬河。

“菩萨不是戒荤腥的吗？怎么用猪头全羊上供？”臻臻悄悄问。

“海派文化不是海纳百川、兼收并蓄吗？当年位于租界的寺庙，有上海市民的文化特色。‘文革’期间，寺院由原址搬迁到这里。”杨树人也显得头头是道。

“你怎么什么都知道，对上海这么熟？”臻臻站在鼓楼的美人蕉前，太阳光照下来，一头乌发柔软发亮。

“这里观音很灵验，我就是从这里的送子观音求来的，”杨树人说，“当年我父母结婚后四年没有怀孕，出差上海时，听人说这里可以求菩萨送子，来烧了一次香，回去果然老妈就有身孕，怀胎十个月，生下我，起名杨树人。”

“真的呀？咱们也去买香，求求菩萨。”

“现在这里是上海旅游景点，李教授不是让你放下包袱吗？我是带你来散散心的，怎么当真了呢？上次上‘大师’的当还不够？还要烧香拜佛？真那么灵验，不孕不育的夫妻那么多，都去烧香拜佛就是了，还要正规医院做什么？”

春去秋来，又到了一年的收获季节。上海的秋天梧桐树叶金黄透红，在阳光照耀下像绚烂的彩霞。

臻臻经过八九个月的精心调理，于当年11月29日测尿HCG(＋)，末次月经10月20日。夫妻俩欣喜若狂，来我门诊报喜。我说：“千万不能大意，继续测基础体温，继续服中药保胎。”

臻臻的保胎药服至第二年的夏天，随访至2018年8月顺利分娩，母婴健康。但经检测，儿子也是染色体异常，与母亲一样。

经验之谈

病人因染色体异常流产3次，1次胎死腹中行引产术，目前尚无特殊药物治疗染色体异常之疾，属流产中的难治之症。中医认为，本病乃父母先天禀赋不足，肾气受损，冲任虚衰，系胎无力所致。故治疗以温补肾阳，调理冲任为主。方药中用菟丝子、锁阳、山茱萸、仙灵脾等温肾填精药物；黄芪、党参、茯苓健脾益气药物，以资生化之源；加以红藤、蒲公英清解通络，治疗近一年，使肾气健壮、气血充实、冲任旺盛，两性相合而有孕。继以益气补肾，清热安胎，终能胎固母安，以夫妻相加83岁“高龄”，喜获一子。

三十五、染色体臂间异位

天空湛蓝，晨雾初散，太阳在幢幢高楼的夹缝中升起，繁茂的街树在晨风中摇曳，耳边时不时传来一两声悦耳的鸟语，来往的车流开始奏鸣。金薇每天这个时候，赶在学生上学之前、马路拥挤的时段，晨练跑步。她头发剪得很短，像个葫芦瓢一样扣在脑袋上，穿一条洗得发白的牛仔裤，丝丝缕缕的裤腿垂在脚板上。她的面庞清秀，眼睛里满含着少妇的温和宁静，体态却显得过于丰满，近 1 年来体重增加了 15 kg，结婚前很多青春时尚的漂亮衣裙都不能穿了。不仅是身体不堪重负，肥胖还给她带来生理上的不少麻烦，她下定决心要把多余的体重减下去。

金薇今年 29 岁，结婚已经 4 年，1 年之前的年头、年尾有过两次身孕，第一次孕 30 天，第二次大概在两个月左右，都胎停了，只好去医院做清宫术。之后夫妻没有避孕，却再没有怀孕。为了想有一个孩子，夫妻俩去医院做了检查。

2016 年 2 月 19 日，金薇在医院血检 TORCH，巨细胞病毒和风疹病毒 IgG 阳性。同年 3 月 23 日查染色体：核型异常，核型 46，XX，9 号染色体臂间易位。

老公检查精液常规：活率 70.2%，a 级 15.58%，b 级 14.21%，c 级 28.7%，头部缺陷。相关数据也不尽如人意。

金薇被告知，她的染色体异常，目前尚无有效治疗方法。她连跑几家医院，医生说法大同小异，都不抱乐观态度。可放弃治疗，夫妻俩又于心不甘，网上搜寻，看到李祥云教授治疗不孕不育与妇科疑难杂症的信息，终使束手无策、悲观失望的她眼睛一亮。网上秒抢到仅有的特需门诊预约号，夫妻俩怀着兴奋而又惴惴不安的心情来到龙华医院。

病案摘要

初诊：2017 年 4 月 13 日

女，29 岁。结婚 4 年，2015 年 1 月孕 3 个月，胎停清宫；2015 年 11 月孕 60 天，胎停清宫。第二次清宫后，1 年余未避孕而未孕。近 1 年体重增加 15kg。苔薄，脉细。中医诊断为胎元不固，西医诊断为复发性流产（染色体异常）。

肾藏精，主生殖。肾为天癸之源，冲任之本，气血之根，五脏阴阳之本。肾气不足，冲任胞脉失养，气机阻滞，血行不畅，瘀血阻滞，致有堕胎，且难继后以受孕。我予以病人温肾健脾、疏肝理气、活血清解调冲方药，且医嘱测基础体温，勿食辛辣刺激食物，同时丰富业余生活，适当锻炼，减轻体重，以利生育胎孕。

于是就有了本文开头，金薇早起晨练的一幕。

体育运动，体能锻炼，持之以恒，积渐徐进。初起效果并不明显，金薇发现晨练跑步只能消耗皮下脂肪，使松胖的体态收紧强劲，却不能减轻体重。我又指导她改变饮食习惯，减少高能量、辛辣刺激性食物的摄入，补充高生物效价的蛋白质，才逐渐达到瘦身减肥的目的。

中医认为"百病皆由痰生"，痰湿壅容之体，不仅脾虚肝郁引发月经不调，染色体异常之症亦多由"痰"生祟。我在临床上善用石菖蒲、浙贝母、青礞石、皂角刺除湿化痰，再以炒荆芥、防风清解祛风，对染色体异常者虽不能改变其基因本质，但对妊娠后预防流产，有重要临床意义。医患之间的默契合作与积极配合，常使之后的治疗顺利进展。

二诊：2017 年 4 月 27 日。

病人末次月经 4 月 23 日，今尚未净，第 1～2 天量多，色红，少量血块。无腹痛腰酸，苔薄，脉细。

三诊：2017 年 6 月 8 日。

病人末次月经 5 月 28 日～6 月 2 日，量中，夹血块，色红，下腹坠胀，苔薄白，脉细。

我分别用疏肝理气、活血调冲与补肾温阳、健脾化痰的方药，旨在补益气血，调冲助孕。治疗至 2017 年 7 月 15 日(末次月经 5 月 28 日)，经水逾期未至，自测尿 HCG 阳性。7 月 17 日测血 HCG 1 470 mIU/ml，P 20 nmol/L；7 月 19 日再测血 HCG 4 130 mIU/ml，P 20 nmol/L。B 超检查见子宫 48 mm×38 mm×49 mm，宫内暗区大小 6 mm×5 mm×6 mm，未见明显胚芽。病人自觉有便意感，大便溏薄，2 次/日，苔薄白，脉细。

病人忧心忡忡地对我说："我已经流产过两次了，这次怀孕会不会再流产？"

我安抚说："之前的两次流产，你都没有服用中药。这次经中药调理，打好胎孕的基础，情况是不一样的。而且之前你孕后听凭自然，没有保胎，这次我给你用补肾健脾安胎的中药，以免再生意外。"

医嘱：测基础体温，测血 HCG、P 水平，舒缓情绪，慎摄起居，合理饮食，禁忌房事，一定要预防感冒和腹泻。同时，予肌注黄体酮 40 mg/日。

8 月 6 日复诊，B 超检查示：子宫 73 mm×55 mm×54 mm，胚囊 32 mm×20 mm×20 mm，内见卵黄囊，胚芽长 11 cm，胚芽内见彩色血流，见原始胎心搏动，提示宫内早孕。金薇如释重负，心情豁然开朗，继续保胎治疗至孕 4 个月。停药半年随访胎孕正常发育，孕期无明显不适，进入待产期。

2018 年，阳春三月，在一个春意融融、鸟语花香的早晨，金薇夫妻抱着顺产、刚满月的宝宝到龙华医院向"送子公公"李教授表示感谢。被西医认为不能治愈的"染色体异常"不孕症，在中医中药的调治下发生奇迹，既体现了中医辨证施治的临床智慧，也折射出传统中医出奇制胜的学术内涵。

经验之谈

病人染色体核型异常，9 号染色体臂间易位，同时经 TORCH 检查，巨细胞病毒和风疹病毒 IgG 阳性；男方的精子活力较低，故婚后难孕，孕后流产，实属疑难杂症。中医认为，其先天不足，后天失养，精血匮乏，冲任血海不充，且肾气不足，气机阻滞，血行不畅，瘀滞胞脉，胎元失养致堕，既而继发不孕。我每临证辨病和辨证相结合，标本并重，随症立法，补不足而损有余，故能如鼓应桴，药到病除。

三十六、宫腔里有个“隔断”

李淑丽夫妻都是新上海人，在房价还能接受的市郊买了一套房。老公黄明看中的是宽敞，小李看中的是低层，房前有一个小院，她喜欢园艺，一直渴望有一个小院，可以种些花花草草。新房装修好正好秋天，小院里月季、蜀葵、鸡冠花、十样锦、美人蕉和太阳菊，姹紫嫣红，铺展开一片锦绣。这些都是李淑丽的精心杰作。

住进新居后，房价不断上涨，夫妻俩都庆幸这房子买得真是时候。稍稍美中不足的是，他们一直没有孩子。结婚多年，李淑丽曾经怀孕过一次，不料孕期工作劳累，阴道不规则出血，经过多家医院中西医保胎，还是没有保住腹中的孩子，最终胎停，做了清宫术。手术后，李淑丽寻找胎停原因，去专科医院做了输卵管碘油造影(HSG)，显示宫腔纵隔，双侧输卵管粘连，通而不畅。之后做B超，又发现子宫后壁多发性肌瘤。

为了能有一个孩子，李淑丽先是去做了宫腔纵隔切除手术，之后也一直在吃药调理，可是中医、西医的专家各有各的说法，不同途径给出的建议有时互相矛盾，让人无所适从。医院跑得越多，李淑丽的脑子越糊涂，每天上班加上看病四处奔波，累得她身心疲乏，家务懒得做，连小院都无心照看，种的花草都荒芜了。老公黄明把花都拔掉，种上番茄、黄瓜、扁豆、丝瓜……好好的庭院成了农村自留地。

有人给她介绍龙华医院的李教授，找过多位专家的李淑丽开始不以为然，抱着试试看的心态才通过预约，来看李教授的特需门诊。

病案摘要

初诊：2017年3月30日。

病人31岁，结婚6年。2014年4月怀孕50天，劳累后阴道不规则出血，经中西医保胎未果，胎停后行清宫术。术后3月，专科医院HSG示：宫腔纵隔，双管通而不畅，粘连可能。2014年8月行纵隔切除术，术后月经量较前减少。2015年8月B超示：子宫后壁多发性子宫肌瘤。

刻下病人无明显不适，苔薄黄，脉细弦。

“我跑过上海很多家医院，这两年我一直在看医生吃药，也没有避孕，可就是怀不上孩子。”李淑丽对我说。

我说：“你目前有好几个原因，包括纵隔子宫，做了手术；还曾孕后行清宫术，这些均造成双侧输卵管粘连、通而不畅。加上子宫多发性肌瘤、月经不调，中医认为有瘀血阻滞，所以一时怀不上孩子。”

“可是我一直在吃药治疗，看了那么多医生，怎么就治不好我的不孕症呢？”

“问题就是你在不停地找医生、换医生，”我说，“每个医生都有自己的学术见解，有独特的治疗方法，你老在换医生，就等于不停地换治疗方案、吃不同的药，特别是有些激素，多用会导致内分泌紊乱，不仅起不到治疗作用，还会相互抵牾冲突，产生不良反应。”

“那不用激素，光用中药调理，能怀孕吗？”

“我这里主要是用中药，每年都有不少病人纯用中药治好不孕症，怀上宝宝，”我说，“如果治疗过程中需要用点西药，也会中西医配合治疗。你先吃了中药再说，主要是通过活血化瘀、清解散结的中药调理，帮助你疏通输卵管，调理月经，改善生殖环境。”

医嘱：测基础体温，同时服穿山甲粉。

二诊：2017 年 4 月 4 日。

病人症状较前好转，月经基本正常，现基础体温上升 7 天，无明显不适，舌红，苔薄，脉细小弦。

李淑丽精神状态良好，对我说：“吃了中药，我感觉好多了，原来睡眠不好，有时头晕，现在都好了，月经量也比以前增加了。”

我说：“这说明用药是对路的，按照这个治疗方案继续用药。输卵管通而不畅，一般在我这里要治疗半年以上。”

“我的情况是不是因为手术后遗症引起的？”

“这还与你自身的体质有关，输卵管粘连属于瘀血范畴，中医认为肾虚也会引起瘀阻，我主要给你用温补肾阳、破瘀散结的方药。”

医嘱：本方经期停服，测基础体温。

上方连续治疗 8 个月，再做子宫输卵管碘油造影（HSG）检查，提示双侧输卵管通畅。李教授告诉小李，她的基础体温也正常了，可以在排卵期试着同房。

听了李教授的关照，再加上这段时间身体的恢复，李淑丽的心情也好起来。她又在自己心爱的院子里忙碌起来。老公之前种下一株香椿树，说每年春天给她做香椿炒鸡蛋，她不喜欢，换成了金丝海棠。开花季节，满树都是玫瑰色的花蕾，娇柔红艳，推开窗户，犹如粉云霓彩密布，给小院带来无限生气。

三诊：2018 年 12 月 23 日。

病人基础体温高相持续 18 天，末次月经 11 月 17 日，刻下泛恶、腰酸，尿妊娠试验阳性，诊断早孕。继续做保胎治疗，随访得知顺产一男孩，母婴健康。

经验之谈

纵隔子宫是先天子宫畸形的一种，由于影响内膜生长及受精卵着床发育，孕后易流产，病人还有人流创伤史。中医认为，手术创伤，胞宫、胞脉受损，两精不能相搏而致不孕。选用活血化瘀、清解通络法治疗，以峻竣煎加减疏通输卵管。中医认为血气者，喜温而恶寒，寒则泣而不行，温则消而去之，温肾祛瘀，通络促孕，再合助黄汤加减，调养冲任，助黄促孕，终使病愈而有子嗣。

三十七、免疫性不孕

三级医院特需门诊，求治疑难病症的病人人满为患，一号难求。时不时听到病人抱怨，预约挂号常常要几个月，等到就诊遇到门诊高峰，一等就是一两个小时，甚至更长时间。好不容易听到叫号，进入特诊科室，还要问病史、录病程，等坐到专家面前，说不了几句话，甚至几分钟就被打发走人。

虽然病人的抱怨有时失实，但也不排除一些专家对复诊而病情了然于心的熟悉病人抓紧处理，以便把宝贵时间留给初诊、病情复杂、更需要详尽了解病史的病人。但凡重要的疑难病症，专家常常是不计时间、不厌其烦，尽量耐心与病人多交流，以便更正确地检查诊断、处方用药。此刻坐在李教授特需门诊室的盛女士就属于这样必须重视的病例。

病案摘要

初诊：2017 年 5 月 14 日。

病人 31 岁，结婚 4 年，曾在 2016 年 1 月怀孕一次，不料孕 40 天胎停而行清宫术，之后未避孕而未再怀孕。

2017 年 4 月 9 日(月经第三天)测血生殖内分泌：促黄体生成激素(LH)4.18 IU/L、促卵泡成熟激素(FSH)16.21 IU/L、雌二醇(E_2)44 pmol/L、睾酮(T)0.29 nmol/L、孕酮(P)0.15 nmol/L、泌乳素(PRL)14.19 mIU/L；Uu(解脲支原体)(+)，Mh(人型支原体)(+)，封闭抗体抗独特型 17.3%，封闭效率 60.5%，CD25 - BE 1%，CD3 - BE 0.14%，CD4 - BE 1.02%，CD3 为 65.79%，CD4 为 29.3%，CD25 为 7.9%，CD127 为 1.66%；抗子宫内膜抗体 IgG(+)，抗心磷脂抗体 IgG(+)。

病人目前神疲乏力，精神不振，腰酸明显，带下量多，有甲减史，大便溏泄、一日 2 次。舌红苔薄，脉细。

盛女士告诉我，她此前已经去多家医院检查诊治，咨询过多位中西医专家。曾服过强的松，还曾将丈夫的血清肌注体内，可始终未能怀孕，心里很郁闷。

我给她分析实验室检查的各项指标，指出她的卵巢功能不好，加上有多项免疫抗体阳性，特别是封闭抗体缺乏，这不仅是她孕后流产的主要原因，也是之后未避孕而不孕的根源所在。

“我听说免疫性不孕是不治之症，看不好的，花多少钱都没有用。”小盛一脸忧戚地说。

“医学是一门科学，科学是在探索和发展中不断进步的，过去很多被认为是疑难病症，甚至是不治之症的疾病，近年来在中西医学者的共同努力下，都有了新的进展，例如屠呦呦用青蒿素治疗疟疾，陈竺用砒霜治疗白血病，”我说，“我这里有很多治好的免疫性不孕病例，开始个别病人信心不足，但事实证明中药对免疫性不孕有一定疗效。”

中医认为，这一类病症属于肾气虚损，先天不足，后天失养，气血不调，正气不固，瘀血阻于胞脉，同时夹有寒湿，冲任不调，影响摄精成孕。

我对她说：“我给你用温补阳气、补肾固本、健脾扶正、调冲助孕的方药，希望你认真配合，经过治疗，恢复健康，早日怀上宝宝。”

医嘱：测基础体温，观察排卵、卵泡发育与黄体水平。

服中药可以选择由医院代煎，也可以带回家自己煎。代煎是将所配好的中药饮片装入袋内浸泡 1～2 小时，一次性投入不锈钢药锅，注水后由电脑控制，加热煎煮 15 分钟，取汁分成塑料小包装，带回家适当加热即能按医嘱饮服。老公对小盛说：“代煎药太淡，自己煎药可以熬得浓一点，还是我替你煎。”

“你会煎药吗?”小盛问老公，“每天给我煎药不嫌烦呀?”

“龙华医院配药的塑料袋上有煎药方法的说明，一包药先泡一个小时，然后煮开后中火煎煮 20 分钟，煎二次后，把药汁合并在一起，再分二次服，”老公体贴地说，“既然选择了中医治疗，就不能怕麻烦，再说也不是为你煎的药，是为了咱们的宝宝煎的药。”

“我记得小时候，中药店代煎药，装在保温的药罐里，上面写着头汁、二汁的。”

“既然现在要求二汁混合了喝，我们就按现在的医院规矩做，”老公叮嘱说，“记得每天醒来测基础体温，测好以后体温表放在枕边，测量好的数字我来记录，再用药棉消毒待用。”

二诊：2017 年 5 月 28 日。

病人诊疗后自我感觉好转，疲劳、委靡不振状态已痊，仍觉夜寐不安，易惊醒，下肢酸冷，大便溏泄，每天 2 次。末次月经：2017 年 5 月 7 日～11 日，量中，色红，夹血块，稍有痛经，基础体温单相，舌红、苔薄白，脉细。

小盛对我说：“之前下班回家，累得走路脚也拖不动，回到家里什么事情都不想干，就想躺在床上休息。现在吃了药，感觉好多了。特别是最近一阶段业务很忙，有些事情特别费口舌，如果是过去，我只怕顶不住了，现在却一点都不吃力，同事们也说我面色比过去好多了。”

“治疗有效果挺好，只是你目前的基础体温还是单相，排卵还不好，我继续给你用温补肾阳、调冲助孕的方药，”我说，“记得继续测量基础体温，认真按时服药。”

三诊：2017 年 7 月 23 日。

病人末次月经 6 月 30 日～7 月 4 日，量中色红，痛经较前好转，腰酸乳胀，基础体温双相，舌红、苔薄白，脉细。

我对小盛说：“基础体温已经双相，这是好事情。虽然升高的幅值还不是最理想，但说明你有排卵了，你们夫妻可以在体温上升的时间同房试孕。目前你的月经快来了，我给你用活血化瘀、调理月经的中药。希望下个月能得到你们的好消息。”

小盛问：“一边吃药，一边试孕吗?”

“是的，一旦怀孕，马上来保胎，继续测量基础体温，千万不要大意。”

四诊：2017 年 9 月 24 日。

病人末次月经 8 月 24 日，停经 31 天，基础体温持续高相。9 月 22 日测血 HCG 832.26 IU/L，P 74.29 nmol/L，无恶心呕吐，无阴道出血及腹痛。

“恭喜你，怀孕了，以后每周来保胎。”

“保胎需要多长时间?”小盛问。

“一般保胎到孕3个月，你这种情况，需适当延长点时间，以防再次流产”，我说，“保胎中药除了补肾安胎，还调补气血，对你的身体和胎儿的健康发育都有好处。”

孕5个月后随访，胎儿发育正常。2018年6月，盛女士足月顺产一男婴，母婴健康。

经验之谈

中医古籍中无免疫性不孕记载，我认为免疫性不孕以肾虚为本、痰湿为标。肾为先天之本，肾藏精，主生殖。肾中精气充盛，天癸至，冲任脉盛，是受孕关键。脾为后天之本，主运化水谷，为气血生化之源。脾胃功能正常，经水充足，月事规律，方可受孕。本案病人腰酸明显，带下量多，大便溏，痛经，内分泌检测提示雌二醇水平较低，卵巢功能衰退。这是肾气耗损，先天不足，后天失养，气血不足，冲任不固，致瘀血阻于胞脉，寒湿客于胞中，冲任不能相资而不能摄精成孕，故治为补肾固本、健脾益气。

方药中选用龟板、鹿角等血肉有情之品补益肾阳，调节血生殖内分泌，纠正FSH升高（卵巢功能下降），同时用清解通络方药消除抗体，提高机体免疫力。

免疫性不孕病情复杂，临床上病人常无自觉症状，仅以抗体阳性求治，中医常以辨病与辨证相结合，辨病对此类病人尤其重要。本病以肾虚为本、痰湿为标，免疫是相对概念，不孕不育状态取决于免疫力与生殖力的相互作用。如果免疫力异常作用强于生育有力，则发生不孕；但生育力更强，则能正常妊娠。脾肾两虚，冲任失养，通过补肾固本、健脾扶正后顺利怀孕。而活血化瘀药有降低血黏度，改善疾病血液浓、黏、稠的特点；同时有抗炎，降低毛细血管通透性，减少炎症渗出及促进吸收的作用，以提高人体淋巴细胞的转化率，增强细胞免疫功能。

补肾益气、化瘀清热是治疗免疫性疾病的主要治法之一。此类病人一旦受孕，常易流产，故应补益冲任，养血安胎，保胎治疗，以防不虞。

三十八、脑子里长了垂体瘤

石静睡熟了，月光下，她的脸上还挂着泪痕，老公王春光躺在她身边，四肢感到一阵阵酸楚和阴冷。

新婚夫妻，刚结婚就怀孕，老话叫做“坐床喜”。要是在老家，“坐床喜”是喜上加喜、双喜临门，要另摆宴席，披红挂彩，吹拉弹唱，隆重庆贺。小夫妻现在是新上海人，在一家私企打工。上海人新派，不讲究这一套，王春光给石静买了一件金饰品，小夫妻关起门来高兴。

然而，没高兴几天，石静突然阴道出血，去医院开了保胎药，服药后出血仍不止，再做B超，医生说胎停了。石静不甘心，继续服药保胎，到孕45天，出血量增多，不得已去做了人流。手术后回家，伤心加上痛楚，她抱着枕头大哭一场。在家休息了十几天，她没有一天不流泪的，王春光劝说也没用。

天蒙蒙亮，几道光线从租住屋的旧窗帘中透进来，屋内的家具摆设影影绰绰地显现出来。老公先起床替她煎蛋、热牛奶，端着早餐回到房间，见她鬓发散乱，睡眼惺忪地坐在床上。

“怎么不多睡会儿?”

“假期结束了，得上班去。”

王春光见她欲哭无泪的样子，便劝慰说：“我们都还年轻，我 29 岁，你 25 岁，掉了一个孩子怕什么，我们可以再生。等你身体恢复以后，我们就抓紧时间备孕。”

石静起床下地，拉开窗帘，玻璃透明刺目。窗外，浅色的楼群矗立在耀眼的阳光中，天蓝色的公共汽车在白色的水泥马路上蜿蜒爬行，道旁绿地散布着欢快奔跑的儿童。

喜欢孩子的石静看着天真活泼的孩子又犯愣了，老公把她拉到餐桌前：“快点把早饭吃了，开心点上班去。”

石静一点都开心不起来，上班下班，日子如流水般过去。转眼她已经 28 岁了，可是流产后 3 年，夫妻俩未避孕，却是再没有怀孕。更让她心烦的是，月经变得延后，要一个半月来一次。去医院检查，医生让她测基础体温，连续量了几个月，描成体温曲线给医生看。医生说基础体温单相，没有排卵。之后，石静检出血泌乳素升高，经头颅 MRI(磁共振)检查，确诊颅内长了一个直径 3 mm 的垂体瘤。医生说，这瘤影响生育，让她口服溴隐亭治疗。

夫妻俩背井离乡来上海打工，举目无亲。石静一想到怀不上孩子，就伤心落泪，一个人悄悄地哭。

单位里有一个习惯性流产的同事，在专科医院看了好几年，不见效果，后在龙华医院李祥云教授特需门诊治疗，生了一胎后，又怀上了二胎。石静就预约了李教授的门诊，到龙华医院吃中药治疗。

病案摘要

初诊：2018 年 6 月 8 日。

病人 28 岁，2015 年 4 月孕 45 天，胎停人流。流产后 3 年未避孕而未孕。2017 年 8 月起经行延后，32～45 天一行，测基础体温多为单相，2012 年 12 月查血 PRL 814 mIU/L，MRI 示垂体瘤(直径 3 mm)。2018 年 1 月 7 日(月经第 3 天)测血生殖内分泌：促黄体生成激素(LH)4.36 IU/L、促卵泡成熟激素(FSH)6.5 IU/L、雌二醇(E_2)185.8 Pmol/L、睾酮(T)0.98 nmol/L、孕酮(P)2.3 nmol/L、泌乳素(PRL)836.5 mIU/L。

目前服溴隐亭，每日 1 片，略有溢乳。苔薄白、质微红，脉细。

“我的病能治好吗？还能不能怀孕?”石静焦急地问我。

“她心情不好，流产后一直闷闷不乐，有时偷偷一个人掉泪。其实，我们年纪轻轻的，不怕没有孩子，这么担心做什么呀！”老公在旁边说。

“你目前月经不调，流产后多年不孕，主要是垂体瘤致内分泌异常引起的，”我说，“中医说肾气虚了，天癸不足，冲任失调，所以经水不能按时而下，影响摄精受孕。这种情况可以用中药治疗。”

“我在吃溴隐亭。”石静说。

“溴隐亭继续吃，我再给你用补肾养血、回乳调经的中药，”我说，“垂体瘤引起的高泌乳素血症是能治疗的。你要是老心情不好，对治疗及对身体健康的恢复都是不利的。希望你能配合我，一方面认真吃药，一方面调节情绪。已经过去的事情不要耿耿于怀，你丈夫说得对，你们还年轻，向前看，前途光明，身体也会好起来的。”

医嘱：避免辛辣刺激食物，测基础体温。

二诊：2018 年 7 月 27 日。

病人末次月经 7 月 3 日，4 天净，量中，夹血块，今日基础体温上升。6 月 9 日，子宫输卵管造影检查示，双侧输卵管通畅。7 月 25 日 B 超示：子宫 44 mm×42 mm×36 mm，子宫内膜 8.6 mm，左卵巢内见优势卵泡 17 mm×16 mm×18 mm。嘱当天同房。

我继续用补肾活血、回乳调经方案治疗，对她说：“你做过人流手术，我原来担心你有输卵管粘连。如果是输卵管粘连，治疗时间相对比较长，治疗也有难度。现在看来情况还可以，基础体温显示排卵正常，你可以放心，会怀上宝宝的。”

石静听了李教授的话，心情明显好转，回家找出“坐床喜”时老公王春光给她买的金项链，说：“买来一直没有戴过，你觉得我戴这根项链好看吗？”

老王说：“等怀上宝宝，我再给你配一个锁片。”

三诊：2018 年 8 月 10 日。

病人末次月经 7 月 3 日，经水逾期未至，自测尿 HCG(+)，时有少腹抽痛，基础体温高相 20 天，苔薄，脉细。

我身边抄方的学生，此前已经听说他们夫妻间的约定，便开玩笑地说：“怀孕了，恭喜你，让老公给你买金锁片呀！”

我说：“继续测基础体温，慎起居，调饮食，避风寒，禁房事。”

遵医嘱，石静继续服李教授的方药保胎。保胎到 2018 年年底，胎孕发育正常。随访，2019 年夏天，石静剖宫产一女婴。

孩子满月后，夫妻俩抱着小千金来龙华医院向李教授表示感谢。刚满月的小宝宝有两个非常讨人喜欢的酒窝，戴着爸爸买的金锁片，见人就咧开嘴笑。

经验之谈

垂体瘤是统称，垂体微腺瘤指直径≤10 mm 的垂体腺瘤，起源于垂体前叶，系良性肿瘤。发病原因尚不清楚，可能与遗传因素、物理化学和生物因素有关，可导致内分泌激素水平升高而引起临床症状，最常见的为泌乳素升高导致的停经、溢乳和不孕症。

西医常以溴隐亭治疗，降低催乳素。溴隐亭为半合成的麦角胺生物碱，能刺激垂体细胞的多巴胺受体，降低血中催乳素，使垂体腺瘤缩小，恢复正常月经，使病人排卵受孕。

垂体瘤属于中医癥瘕范畴。清朝阎纯玺《胎产心法》记载：“肝经怒火上冲，乳胀而溢。”对高泌乳素血症，中医临床多认为是本虚标实之证，本虚以肾（阴、阳、精、气）虚为主，标实则以肝郁为主。肾虚始终贯穿于整个病程变化之中，另，肝主疏泄且为气血调节的枢纽，涉及精神、代谢、神经内分泌、血液运行、妇女月事一系列生理活动。考虑肝在五行中属木，脾属土，肝郁最易克脾，进而影响脾胃的运化功能；脾虚失统，加之肝失疏泄，迫乳外泄。本案病人有人流史，人流后情绪低落，并有高泌乳素血症、垂体瘤，长期服用溴隐亭治疗，就诊目的意在受孕。我始终抓住肾虚这一主要病机，兼顾健脾养血，调肝理气回乳。再医嘱测基础体温，指导夫妇适时同房，以致两精相搏而最终受孕有子。

治疗不孕症是一个复杂的问题，需综合病人的病情、生活习惯、情绪等方面多方面指导，方能达到病愈、怀麒麟的满意疗效。

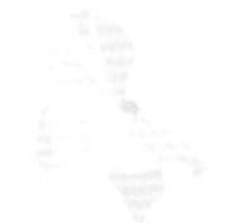

三十九、巨细胞病毒感染

昌里路夜市曾有一度非常红火。各种小摊沿着街沿一字排开，从日落西斜到灯火灿烂，摊上摆着蔬菜、水果、熟食、海鲜，卖家自制的粽子、馒头、红肠、猪耳朵，大锅里现煮的卤水鹌鹑蛋、酸菜炖血肠，炭炉上现烤的玉米、山芋……

庄苇和老公许霖隔三差五逛一次夜市，她喜欢现烤的烧鸡。摊位上支着一个小煤气炉，把用佐料腌制过的鸡放在铁板上烤制，不消几分钟，香气扑鼻，一只黄澄澄、香喷喷的烧鸡火热出炉。撕下一块当场品尝，皮酥肉嫩，入口即化，香料与盐浸润入味，鲜香恰到好处。

有时老公不去，庄苇便一个人去，还在夜市上选买葡萄干、红枣干、蔓越莓干、秋葵干、苹果干，经过加工的果脯略带水分，天然原味，口感软糯，甜味浓郁。再有香菇浸油烘烤，撒上一点盐，酥脆咸鲜，令她百吃不厌。

“你不打算备孕？吃这么多零食，人越来越胖，怎么生孩子？”老公不无嗔怪地提醒庄苇。

“多吃才有营养，对健康、对生育都有好处。”庄苇振振有词，她就喜欢这热闹拥挤、生趣盎然、充满人间烟火味的马路夜市，嘴里吃着香喷喷的大枣、馒头，手里提着马甲袋，里面装满顶花带刺的小黄瓜、杏子大小的紫葡萄……穿街走巷，心里特别充实快活。

吃了这么多水果小吃，一心备孕的庄苇结婚多年，好容易才怀上孩子。到孕 5 个月左右，却因阴道出血入院保胎。住院期间出现不规则宫缩，胎膜早破，娩出一男婴死胎。医院查究病因，疑为宫内巨细胞病毒感染。第二年庄苇再次怀孕，将近两个月，出现腹痛，伴阴道出血，血量逐渐增加至如月经来潮，夹血块，最终自然流产。

有人告诉她，巨细胞病毒宫内感染很难治。更何况庄苇已经 34 岁，已经过了最佳生育年龄，夫妻俩商量后考虑做试管婴儿。负责试管婴儿备孕的医生建议她同时中药调理，并向她推荐了龙华医院的特需门诊。龙华医院妇科有不少知名专家，她选择了德高望重的李教授。

病案摘要

初诊：2018年7月31日。

病人结婚4年，自然流产2次。拟做试管婴儿，备孕，要求中药调理。

2018年7月13日孕56天，腹痛，阴道出血，血量逐渐增多，至7月16日B超提示已完全流产，未行清宫。2017年3月孕4个月，因阴道出血、不规则宫缩，住院保胎无果，于4月28日(孕20周)胎膜早破，自娩死胎。胎膜早破的原因，疑为宫内巨细胞病毒感染。曾用抗生素治疗。

病人有慢性湿疹史10年，反复发作，中西医久治不愈，面部、四肢皮疹色素沉着。刻下神疲乏力，眩晕头胀，夜寐欠安，大便溏泄，舌红，苔薄、黄腻，脉沉细。

在询问病史、生活史后，我对庄苇说："你的情况属于中医胎元不固，西医称复发性流产(巨细胞病毒感染)。"

"我还有皮肤过敏，湿疹10年了，抗过敏药不知用了多少，也测查过过敏原，接受过对应治疗，可就是治不好。发作时全身瘙痒，坐立不安，不知道怎么办才好。"庄苇泪汪汪地诉说。

"你的情况属于先天不足，后天失养，脾肾两虚，气血不调，湿邪浸淫，泛溢肌肤。这也导致阴阳失衡，冲任不固，胞脉系胎无力，下坠流产。"我解释说。

"我这种情况做试管婴儿，能成功吗？"

"备孕要注意清养，适当注意营养，但不能过食膻腥，"我婉转提醒她不要贪图口腹之欲乱吃东西，"你属于过敏痰湿体质，我给你用益肾健脾、清热固本、利湿祛毒的中药，调理一段时间，待条件成熟就可以去做试管婴儿。中西结合治疗，能提高成功率。"

医嘱：测基础体温，忌生冷辛辣，防肌肤感染。

二诊：2018年8月14日。

末次自然流产7月13日，未转经，湿疹未愈，舌红，苔薄黄，脉细。

庄苇说："我已经不随便乱吃东西了，可是大便还是不好，身上湿疹也反复发作，让人心烦。"

"治疗得有一个过程，中医讲究潜移默化，积渐为功。一口气吃不成一个胖子，中药也没有立竿见影的神奇作用。你只要耐心吃药，调补身体，扶助元气，一定会使精神好转，病情逐渐稳定下来。"我说。

治疗期间，有小姐妹相约，说上海整顿市容，所有的夜间集市都要取缔撤销，昌里路摊贩都在停业大甩卖，海鲜只卖白菜价，良机莫失，一起去看看。

庄苇坚决拒绝，说：我的痰湿毛病都是乱吃吃出来的，李教授让我吃得清淡点，我再不能任性胡来。

三诊：2018年11月6日。

病人服药后皮肤湿疹明显好转，纳可，大便正常。基础体温双相。经行第3天测血生殖内分泌：促黄体生成激素(LH)5.0 IU/L、促卵泡成熟激素(FSH)6.65 IU/L、雌二醇(E_2)55.8 Pmol/L、泌乳素(PRL)16.5 mU/L；促甲状腺激素(TSH)0.99 mU/L。舌红，苔薄黄，脉细。

我看了报告，对庄苇的治疗进展表示欣慰与赞许。老公许霖在旁边说："她这次决心很大，一定要治好，早点做试管婴儿，争取一次成功。”

我说：“我继续给你用健脾化湿、清热解毒的中药。根据你的体温，不妨一边进行准备做试管婴儿，一边自己试着怀孕，做两手打算。平日里清心寡欲，在排卵期同房，观察基础体温的变化。”

夜市取缔后，浦东原世博园沿江一带马路轩敞，空气清新。春夏季节，新植的花坛漾开一片绿衣，一束束花串溢着胭脂，娇艳欲滴。老公许霖陪着小庄晚饭后来这里散步，在小区的健身苑里锻炼身体。庄苇原来吃出来的腰身，逐渐变得苗条清瘦，精神气色也明显好转。

四诊：2019 年 4 月 16 日。

病人末次月经 3 月 1 日，停经 46 天，血 HCG>1 000 IU/L、P 25nmol/L，稍有恶心，无呕吐，畏寒，舌红，苔薄白，脉沉细。

医嘱：检查 TORCH 特异抗体，血小板凝聚，凝血全套，D-二聚体。

五诊：2019 年 5 月 7 日。

病人孕 67 天，TORCH 检查：巨细胞 IgM、风疹 IgG、单纯疱疹 IgG、单纯疱疹 IgM，均阴性；D-二聚体、抗凝血酶-Ⅲ（—），凝血酶活动度 126%↑（上界值 120%）。刻下仍有湿疹，皮疹瘢痕呈吸收状。舌红，苔薄白，脉细滑。

我说：“未做试管婴儿，你自然怀孕了，多好的事情！一定要认真保胎，同时测基础体温，预防感冒和腹泻，防止再流产。”

然后我为她补肾安胎酌加清解活血的药味，庄苇孕期继续服药，其间基础体温与体征一切正常。随访至孕 8 个月，无特殊不适。2019 年 12 月，庄苇剖宫产一女孩，母女健康。

经验之谈

免疫性不孕是指因免疫性因素而导致的不孕，免疫性不孕症占不孕症的 10%～30%。巨细胞病毒引起的免疫性不孕，多因妊娠期免疫功能抑制，发生巨细胞病毒感染，或潜伏病毒的激活，引发胎儿宫内感染，致绒毛膜及毛细血管内皮受损、胎盘屏障破坏。病原体进入胚胎，使胚胎畸形，或停止发育，自然流产。

中医古籍中无此记载，根据本病体征预后，一般属于“滑胎”“数坠胎”范畴。《素问·奇病论》记载：“胞络者，系于肾。”肾乃先天之本，主天癸消长为生育之根，肾气虚，不能荣养胎元，故自堕，如枝枯则果落，藤萎而花坠。我认为本病的发生，因肾气不足，气血瘀滞；肾虚及脾，化生乏源，痰湿阻滞胞脉，使胎萎不长、胎元不固，而发生胎堕流产。现代医学的血液流变学改变、病毒感染、凝血机制紊乱及免疫功能异常，是本病发生的病理基础。

本案病人是过敏体质，罹患慢性湿疹 10 年，2 次流产。脾虚生湿，湿郁化热，湿热郁于肌肤，皮疹反复发作，上下肢皮疹瘢痕色素沉着，大便溏泄，属脾肾两虚，阴阳失衡之象，治疗以补肾固本、健脾益气为法。此外，病人凝血酶活动异常，此为肾虚血瘀，瘀血阻于胞脉，冲任失调，当以活血化瘀为治，降低病人血黏度，改善血液浓、黏、稠，以及毛细血管通透性，减少炎性渗出，以提高淋巴细胞的转化率，增强细胞免疫功能，达到抑制异常免疫功能、提高机体免疫力的作用。病人本想通过体外人工授精技术（IVF）求嗣，经我病证合参，精心诊治，幸而自然怀妊。孕后，再辨症结合辨病，酌选活血药清解安胎，确保母体与胎孕安然渡过敏感时期。对孕妇来说，活血化瘀药如同一把双刃剑，如何掌握好适应证及药量至关重要，医师临证当审慎辨证施治。

四十、恼人的白介素

金秋十月，晴空湛蓝，金桂飘香，枫叶呈丹。

一声清脆的婴儿啼哭犹如石破天惊，让产房内外提着心紧张等候的产妇和家人好一阵轻松，犹如心头一块石头落地，彼此互视着发出会心的微笑。

“恭喜你，是一个男孩！”小护士抱着新生的宝宝来到待产床边，给满头大汗、几分钟前还痛得死去活来的妈妈看宝宝的性别。虽然浑身无力，但她急切地想伸手抚摸这期盼了多少年的宝宝。可惜小护士没让她摸着就把宝宝抱走了，产房的护士随即过来给她做产后护理。

产妇叫齐淑芸，今年 32 岁。她结婚 5 年，在此之前已经习惯性流产 3 次，即现在所谓的复发性流产。第一次在 2014 年 7 月，孕 42 天胎停流产；2014 年 10 月，孕 60 天再次流产；2017 年 12 月，孕 35 天即阴道出血，胎萎，保胎无效，最终还是流产。三次流产，三次都做了清宫手术。这使齐淑芸不仅看到医院就不寒而栗，甚至连听到怀孕都心里发凉。

怀孕、流产、手术损伤了元气，三十出头的齐淑芸神疲乏力，形寒畏冷，上班没有精神，下班不想做家务，平时眩晕头涨，腰酸带多，腹胀心烦，夜间失眠。老公见她整天病怏怏的没精打采，活得跟 70 岁的老人一样枯燥乏味，就催她：“你去看病呀，怎么怀孕后老是流产呀？”

“我毛病看得还少吗？”齐淑芸没好气地对丈夫说，“上海有名的妇科我都跑遍了，连门口的保安都认识我，照顾我不排队就进门诊大厅优先挂号。”

“不要光看西医呀，可以试试中药调理。”老公已经做过精液常规和染色体检查，报告结果一切正常，所以底气十足地催促齐淑芸。

“我怎么不试？网上说吃西洋参好，我买了西洋参天天和枸杞子一起泡茶喝。我还去一家私人诊所做艾灸，做一次要 200 元。说是‘做 10 次，生女儿；做 20 次，生儿子’。”

“这种胡说八道的私人诊所有行医资格证书吗？你怎么就信？再说，西洋参泡茶喝有什么用？喝喝茶、听听书休闲还差不多，能看好病吗？”

“做艾灸要什么证书，我爸说旧上海剃头店理发师都会给人刮痧、捏筋、整骨推拿。”

“那是旧社会，现在正规理发师也是经过职业培训、持证上岗的。不行，你不能瞎来。”老公斩钉截铁地反对。

几经说服，齐淑芸同意到正规中医院就诊。经人介绍，预约了李教授的特需门诊。

病案摘要

初诊：2017 年 12 月 15 日。

病人结婚 5 年，习惯性流产 3 次，均予清宫术。丈夫精液报告正常，双方染色体正常。自诉外院检查白介素升高。

目前体质虚弱，神疲乏力，腰酸带多，腹胀心烦，夜寐不安，舌红苔薄，脉细。

我说："你这是因为白介素升高引发的复发性流产，中医称为滑胎。根据你目前的体征，属于肾阴亏虚，阴虚内热，因为热扰血海，胞宫失养，胞脉不固易致流产。"

齐淑芸说："西洋参不是能清热吗？我一直在用它泡茶喝，为什么不见效？"

"我们中医配方讲究'君臣佐使'，用药有严格的配伍，不是一二味药泡茶就能解决问题的，"我说，"目前我先给你用补肾养血、理气安神的方药，你一方面吃药，一方面测量基础体温。月经的第 2～4 天来抽血，查一下血生殖内分泌、抗精子抗体、抗子宫内膜抗体、抗心磷脂抗体、CA125、白介素 1、白介素 6。下次根据血指标，我再给你选用适当的治疗方案。"

"估计喝多长时间的药能治好我的病呢？"

"这不好说。你第一次来，治疗还有一个过程。还有，我看你情绪很低落，性子又很急，中医称有肝郁，这也会引起月经不调，对治疗没好处。你要振作精神，乐观开朗，认真吃药，争取早日恢复健康。"

二诊：2018 年 1 月 29 日。

病人月经 7 天净，近 2 天白带量多、呈拉丝状，腰酸好转，稍有乳胀腹胀，夜寐欠安。2018 年 1 月 15 日(月经第 4 天)测血生殖内分泌：促黄体生成激素(LH)2.80 IU/L、促卵泡成熟激素(FSH)4.5 IU/L、雌二醇(E_2) 165.8 pmol/L、睾酮(T)0.67 nmol/L、孕酮(P)1.8 nmol/L、泌乳素(PRL)262.5 mIU/L；肿瘤细胞坏死因子(TNF)12.2 μg/L、抗心磷脂抗体(ACL)(－)、白介素 1(IL－1) 19.2 ng/L、白介素 6(IL－6)675.9 ng/L↑。

齐淑芸看着报告，不无忧虑地说："我的白介素还是高，怎么办？"

我解释说："白介素是一种细胞因子，在炎症反应中起作用。你目前白介素持续升高，表示与炎症有关，我给你用补肾祛瘀、清热解毒的中药，对症治疗。我治疗过不少同类疾病，病人都怀上宝宝了，你要有信心。"

"我就是担心治不好，老想着这件事，晚上也睡不好。"

"不要想太多，我再加点疏肝理气、养血安神的药，让你睡好觉，"我说，"你要认真吃药，争取早日完成心愿。"

三诊：2018 年 2 月 12 日。

病人服药一月余，睡眠好转，已无腰酸，带下已少，心烦焦虑较前好转。门诊时，齐淑芸显得高兴多了，告诉我："近 2 天腹痛乳胀，估计月经要来了。"

我看了齐淑芸的基础体温和舌苔脉搏，说："你的基础体温虽然有双相，可是呈坡形上升，还有点锯齿状起伏，显示黄体不足，还要继续治疗。目前你月经要来了，有点腹痛乳胀，我给你调成活血通经、理气止痛的中药。待月经过后，再按原来的方案治疗。"

有了专家的鼓励，齐淑芸断断续续在龙华医院特需门诊诊疗服药一年。治疗阶段，基础体温逐渐好转，形成完好的双相曲线，排卵期白带呈拉丝状。月经也如期来潮，经行腹痛腹胀较前缓解。

此前，齐淑芸上下班需要老公驾车接送，中药调理后，她的体质明显增强，对老公说："我单位在市中心，上下班时间路上特别堵。以后我骑小黄车上班吧，也正好锻炼锻炼。"

四诊：2019 年 3 月 10 日。

病人末次月经 2019 年 1 月 23 日，停经 47 天，基础体温持续高相，测尿 HCG 阳性，阴道少量褐色血液，下腹坠胀，稍有恶心。

我说："你怀孕了，不容易。好好保胎，继续测基础体温。"

"保胎药要吃多长时间？"

"一般孕妇保胎三个月，你有复发性流产病史，目前还有少量阴道出血，待出血止后，至少要保胎到超过既往流产的月份。"

"好的，我一定继续认真吃药。"

保胎过程中，我用健脾补肾、养血安胎、凉血止血的方药，并随诊加减。

齐淑芸孕 70 天时阴道出血止，遵医嘱继续服药至孕 26 周，各项产检指标正常。停药后，孕胎发育正常。随访至 2019 年 10 月 15 日，便是本文起始所描述的惊喜，顺产男婴，母子健康。

经验之谈

自然流产 3 次以上，中医称为滑胎。滑胎主要因先天不足、房劳过度、胞脉受损，系胎无力；或气血不足、冲任失养，不能载胎，故使屡孕屡堕而为滑胎。西医认为，复发性流产主要是染色体异常、免疫功能异常、内生殖环境不良等因素引起。

本案病人结婚 5 年，流产 3 次，3 次清宫。实验室检查见白介素 6(IL－6)升高。白介素 6 是一种细胞因子，属于白细胞介质的一种，在炎症反应中起重要作用。白介素 6 能刺激参与免疫反应的细胞增殖、分化并提高其功能。病人兼有炎症侵蚀，属本虚标实之证。

临床治疗免疫性不孕症，必辨证与辨病相结合，以补肾养血、调理冲任，兼活血祛瘀、清解通络为大法，中西兼顾，标本同治。一旦有孕，本着预防为主的原则，须持续保胎至既往堕胎时间之后。病人另需保持心情愉快，乐观开朗，消除忧虑与恐惧心理，听其自然，以待水到渠成，健康生育。

进阶阅读（关于疑难杂症）

上面几个故事，是不是很“奇葩”？实际上，还可以举出很多这样的病例，让大家领略“拍案惊奇”。如果有兴趣，读者可以去翻阅我之前出版的其他著作。

1. 期待惊喜

这里再告读者：相信医生，相信自己，坚持就是胜利！子宫畸形，弓形虫、巨细胞病毒、单纯疱疹病毒、梅毒螺旋体感染，染色体异常等，这些以往甚至现在连最先进的技术也束手无策的病，有时未必无路可走。甚至DNA变异，被判生育“死刑”的病人，也不要轻言放弃。

有一巨细胞病毒感染病人，两次自然流产，曾娩死胎。在我这里服用健脾化湿、清热解毒药治疗，8个月后怀孕。孕67天检查，巨细胞病毒IgM仍阳性。病人坚持生育，之后用补肾安胎、活血清解中药治疗半年。结果，剖宫产生一女孩，孩子健康。

另有张先生，起先精子数目少、活力差，经健脾养血、补肾增精药共治疗半年多，精子数、活动力均达标。但又测得DF1（DNA碎片率）为37%，（正常值≤15%，如果≥30%为DNA完整性差，该项目可预测胚胎发育潜能），目前尚无特效药治疗。用左卡尼汀（左旋肉素碱）治疗无效，又加用清热解毒、利湿化痰中药，结果DF1正常，现已得一男孩，健康活泼。

说他们的经历是奇迹，也不为过吧！

2. 惊喜之外

当然，我们不能寄希望于奇迹，而首先应对不孕症的成因和治疗难度有清醒的认知，防患于未然。尤其要知道，新的技术也催生了很多新问题。

促性腺激素治疗可导致卵泡过度刺激综合征（OHSS，出现胸水、腹水等危险症状），还可导致卵巢早衰、闭经、月经不调；性激素治疗使用不当，可引发经间期出血、黄体不健、月经过多或过少等；很多女性不以为然的流产术，可引起宫腔粘连、子宫内膜薄、输卵管梗阻、输卵管积水、盆腔炎、溢乳闭经综合征等；剖宫产，可致子宫憩室、子宫内膜异位症；子宫内膜囊肿、子宫腺肌病、子宫肌瘤、卵巢囊肿等均可致免疫力下降，出现免疫性病变，它们之间又可互相影响，互为因果，致难治性不孕。希望育龄男女多多了解这些孕育的生理、病理知识，求子之路可少一些曲折。

孕育的路上，有那么多艰难险阻，还有很多目前不能解开的谜。
让我们医患携手，去克服，去探索，去创造更多生命的奇迹！